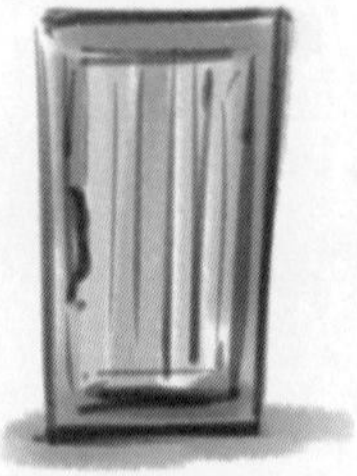

医者の父が
息子に綴《つづ》る

人生の扉をひらく鍵

中山祐次郎

あさま社

息子たちに

はじめに

人生にはさまざまなステージがあります。

越えられそうにない壁に当たる時、ぐんぐん伸びを感じる時、どうしようもない事情で伏《ふ》していなければならない時、大切な人を失って苦しむ時。

誰もがみな、こんな段階を経て大人になっていきます。一つのステージを終えて次のところに行く、その間には必ず扉のようなものがあります。

これを、私は「人生の扉」と呼んでいます。

この扉が開けば次のステージに進めますが、扉を開くのは容易なことではありません。どうしても行きたい志望校に行けず苦しむ数年間や、置かれた場所にまったく馴染むことができず悶える日々。親や兄弟などの家族が命を落としたり、大切な友人を失ったりして呆然とする季節。

本書には、そういった苦しいステージから次へと進むための「人生の鍵」について、ていねいに記しました。

なぜ私が「人生の鍵」を伝えるのか。その資格はあるのか。

その説明をするために、ちょっと自己紹介をさせてください。

私は今44歳で、外科の医師をやりながら作家の仕事をしています。白衣を着ている時は大腸がんの専門家としてメスをふるい、パソコンに向かえば作家として小説を書いたり手術の教科書を書いたりしています。プライベートでは妻と二人の男児（1歳児、3歳児）の4人暮らしです。

医師として、作家として、どちらも長年キャリアを積んできました。

外科医としては18年、英文論文を発表したり専門医資格を取得したりするなどしてきました。作家としてはありがたいことに『泣くな研修医』シリーズ（幻冬舎）が55万部超えのベストセラーとなり、テレビドラマ化や舞台化し、他にも『俺たちは神じゃない』（新潮文庫）など小説を書かせていただいています。

ですが、これまでの道はまったく順風満帆ではありませんでした。

勉強があまりに苦手で、高校卒業して2年浪人しやっとのことで医学部に入ると、そこでも友人たちとの関係に苦しみ、医学の勉強にも悩みました。医師になってからも、2年間は病院敷地内の寮に住み込みで昼夜なく働き続ける苦行をし、次に赴任した福島県の病院ではまた厳しい人間関係の場に置かれました。

とても残念なことに、すべては自分が蒔いた種であり、自分の責任でした。

本書では、私のあまりある失敗経験をもとに、そこから「今だったらこうできるんだけどな」という、教訓とまではいかなくとも、学びになるものを記しています。

「勝ちに不思議の勝ちあり、負けに不思議の負けなし」という言葉があります。書店に行けば、成功者と呼ばれる人たちの成功した理由に関する本が並んでいます。本書はそれと逆で、私、中山祐次郎という一個人の、失敗と挫折にまみれながらも、なんとか44歳の今までやってきた「負けの理由」とそこから学んだことがらを遠慮なく書いたのです。

執筆にあたり、すでに本を2冊作っていて深い信頼関係にある坂口さんという同世代男性の担当編集者さんと約束したことがあります。

「お互いの子供に読ませたい本を作ろう」

必要にして最低限で、押し付けがましくなく、しかしこれだけは伝えたい。そこに集中したのです。

魚をあげるのではなく魚釣りの方法を教えよ、という言い方があります。本書はまさに、その場しのぎの小手先テクニックではなく、本質的で普遍的なことがらを伝えたいのです。

本書の構成は、
・私、中山祐次郎の「エッセイ（自伝）」
　　↓
・「息子たちへの手紙」

が35セットある形となっています。「エッセイ」は、鹿児島県の新聞である南日本新聞に連載していたものです。二十歳《はたち》で失意のなか鹿児島に行ってから、医学生として過ごし、医師となり東京の病院に勤め、やむにやまれず福島県に赴任した時代までを書いています。

ありがたいことに大変なご好評で、毎月多数の読者さんからお手紙をいただき、さらには医師国家試験の緊張を書いた回は『ベスト・エッセイ２０２３』（日本文芸家協会編／光村図書）に選出いただきました。

正直なところ、人気を博《はく》した理由はわかっています。「鹿児島の新聞なのだから、全国区のネット記事と比べて鹿児島県外には広まらない。だから、あったことをすべて本当に書いてしまえ」と、事実を思い切って書いたのです。振り切った内容だったから面白かったのでしょう。ですから、今回エッセイが本にまとまり、広く読まれることを内心ヒヤヒヤしてもいます。

「息子たちへの手紙」は、エッセイの頃を思い出し、失敗たちを十分に吟味し、時代や環境が変わってもどういうことがらであれば「人生の鍵」たり得るだろうか、と書いています。

独善的な内容になることを防ぐために、書きかけの原稿はその都度、クラウドファンディングで本書企画を応援してくれる一般の読者の方々にも読んでいただき、コメントをもらいながらていねいに練り上げました。

本書の読者対象は、以下のとおりです。

本書は、まだこの世界のことを学んでいる途中の小学生や、親兄弟・友人との関係に悩む中学生、そしてそこに将来の進路という悩みが加わった高校生、半分社会に出たが荒波に溺れそうな大学生に向けて書かれています。

そして、そういったお子さんを持つ親御さんの代わりに、「本当に、どうしてもこれだけは」伝えたいことを書いていますから、親御さんにまずご一読いただき、良いと思ったらお子さんに「これ、変わった人の話で面白かったよ」など軽いコメントとともに渡していただければと思います。親から言われたら「うるさいな」ということでも、よく知らないおじさんの言葉だと「ふーん、そんなもんか」と届くことはありますから。

本書を書いていくうちに、私はこんな気持ちになりました。

「これは息子への手紙であるとともに、私の遺書である」と。これさえ伝えきれたなら、私は思い残すことは何もありません。おおげさかもしれませんが、そんな覚悟で本書をしたためました。


最後に、これを読む若い人たちへ向けた注意事項です。

「人生の鍵」を記した本書は、あくまでただの「鍵」でしかありません。私たちにできるのは、この「鍵」を渡すところまでです。

この鍵を鍵穴に入れ、扉を開き、次のステージに歩みを進めるのは、他でもないあなたです。どうか、大きな勇気を持って、小さな一歩を歩み出されますよう。私たちはいつでもここで、君たちの幸せを祈っています。

令和6年5月8日　自宅リビングの散らかったテーブルにて

目次

第2幕

飛躍をめざすのなら ―― 医師国家試験への挑戦

第3幕

つまずきを乗り越える——研修医の葛藤

第4幕 人生の扉を開く鍵

新人外科医の成長

第1幕

「何者でもない」君へ

医学生の苦悩

1 やりたいことは見つかったかい？

二浪、受験、鹿児島へ

初めて鹿児島空港に降り立ったのは、2000年の3月のことだった。僕は高校を出たあと2年間浪人生活をして、二十歳だった。痩せた体に合わないスーツを着ていた。

芋焼酎のポスターだらけの不思議な空港からバスに乗り、西鹿児島駅へ。当時、駅前の川沿いにあった「ホテルニューカゴシマ」に泊まった。「受験生応援プラン」の名の割には、夕食時には似たような暗い顔の受験生を一部屋に集め、冷たい弁当を食べさせた。一言も発せず、六人位で黙々と食べた。向かいのローソンでアサヒスーパードライを1本買い、飲んで落ちるように寝た。

翌日、タクシーで鹿児島大学桜ヶ丘キャンパスへ。角にある藤棚が春の日差しに眩しく光る。

僕はここに通うんだろうか。そう思うと胸が詰まった。

鹿児島大学医学部医学科の後期試験科目はセンター試験（現在の共通テスト）の点数に加え、小論文と面接だった。まずは小論文からだ。

問題は二題あり、一つは「自由と責任について述べよ」だった。

どうにも医学部らしからぬ問題だ。自由のあるところには必ず責任が発生する。同じように、権利のあるところには義務が発生する。そう、どこかで聞いたようなことを書いた。もう一問は覚えていない。

小論文には自信があった。受験勉強の合間に新聞や雑誌、社会学者の本なんかを読んでいて、かろうじて社会とつながっていた2年間の浪人生活だったのだ。

昼に喫煙所でタバコを吸った。喫煙所にはもう一人、いかにも浪人生といった髪の長めな男がいた。お互い目も合わさなかった。

続いて面接試験が始まった。講義室のような部屋に閉じ込められた100人あまりの受験生は、一人ずつ呼ばれて部屋を出ていった。

何が聞かれるんだろう。精いっぱい「いい人」になればいいのかな。どうやったら「まともそうな、医者にふさわしい人」に見えるんだろう。

面接では当時の医学部長であった小田紘《おだひろし》先生が、穏やかに「君はどんな医者になりたいのか」「なぜ横浜生まれの君が鹿児島に来るのか」などと尋ねた。僕は必死に浅知恵を総動員させた。

この試験に落ちたら、僕は医者になることを諦め、東京の私大の法学部に行くことが決まっていた。

しかし医者になれなければ僕は生きていけないとさえ思っていた。他の受験生より少し長く、25分ほども話していただろうか。僕は熱っぽく話した。

15歳のある日、読んだ新聞記事に、雷に打たれるような衝撃を受け、医者を志したこと。国際的な仕事がしたいこと。そして、正直なところ、父の故郷である鹿児島に来たいという志望理由はこじつけで、単にセンター試験の点数が有利に働くのが鹿大だったこと。

試験が終わると、僕は外へ出た。

藤棚に射す南国の日差しは、いつの間にか茜色になっていた。

ふと、ここで6年間を過ごすような気がした。それから始まった夢のような鹿児島生活は、はるか東北に居る僕の背中を今も押す。

君への手紙

人生の進路を決めた日

親愛なる君へ。

僕の恥ずかしい話をしよう。

僕は親の努力で立派な中高一貫校（神奈川県の聖光学院《せいこうがくいん》）に入れてもらったくせに、中学・高校時代の勉強をさぼったせいで成績が地に落ちていた。全国の同級生が受験する試験を受けると、偏差値は50くらいだったのだ。成績は全国平均だったということだ。中学受験の偏差値は68、日本で上から数えても10番以内に入るような難しい学校に入ったのに、である。

それでも、中学生の間、僕は将来どんな職業につくか、そしてどんな人間になるかを必死に考えていた。せっかく生まれてせっかく生きているのだから、ひとかどの人間にはなりたい。そして、ある程度は経済的に安定した仕事がいい。

こんな考えにたどり着いたのは、僕の母親の影響が大きい。

母は、ことあるごとに、

「今勉強しないと、大雨の日もかんかん照りの暑い日も、我慢して外で仕事をしなければならなくなるよ」

と言った。そして、「大変な仕事をする人がいるからこの世の中は成り立っている。でも、大変な仕事をする人は涼しい部屋で限られた時間だけ働く人よりもらうお金が多いわけではないんだよ」とも。

もちろん、どんな仕事だって尊いし、どんな職業も等しく大切だ。でも、働く環境が違い、手に入れるお金が全然違う、ということはこの世界の厳然《げんぜん》たる事実なのだ。このことから決して目を背けてはならない。

もしかしたら君は、「お金なんていらない、そんな生き方は汚い」と思うかもしれない。

僕もずっとそう思っていた。

でも、大人になってからやっとわかったことがある。

お金とは「ぜいたくができる武器」ではなくて、「嫌なことから身を守る防具」なのだ。

特に、自分だけでなく、自分が大切だと思う人（つまり君たちのことだ）がつらい思いや痛い目にあわないようにするための強力な防具なのである。

お金という鎧《よろい》は君たちが車に轢《ひ》かれる危険を減らすし、また、お金という兜《かぶと》は頭を打って死んでしまう危険を減らす。わけのわからない人に攻撃されて痛い思いをする危険を減らすし、咳やのどの痛みがある時に休むことを可能にしてくれる。

話を戻して、僕は「将来は、きちんとお金を稼げて、しかも自分が楽しくて、カッコいい仕事をしたい」と思うようになった。

でも、僕は壊滅的に成績が悪く、特に数学と理科がどうしようもなくダメだった。つまり理系にはまったく向いていなかったのだ。実は、英語と社会もまったくダメだったので、文系に向いているわけでもなかったのだが、それはさておき。

そんな頃出会ったのが、エッセイに出てきた「15歳のある日、読んだ新聞記事」だ。記事は、東南アジアのある国について書かれていた。

それによると、ゲリラと呼ばれる武装した悪い人たちが村を襲う。村では略奪や破壊をするわけではなく、ただ少年少女をさらうんだそうだ。さらって、男の子は五人組にする。そして一人を決めたら、残りの四人にその一人を殺させるんだ。女の子には子供を産ませ、その子供は兵士に育て上げる。

そんな恐ろしい話を読んで、僕は実家の一階の居間で雷に打たれるような衝撃を受けた。ひどい話だけど、ショックを受けたのはそれだけじゃない。さらわれる少年少女の年齢が、読んでいる自分の15歳という年齢とほとんど変わらなかったからだ。

僕は思った。

「なぜこの子たちはその国に生まれてこんな目にあうんだろう。なぜ僕は平和な日本に生まれ、まあまあ裕福な家に生まれ、恵まれた環境で将来のことなんか考えられるんだろう」と。

その次に考えたのは、こういうことだ。

「なるほど、この世界は圧倒的に不公平なのか。生まれながらにスタート地点は人によってまったく違うのか」

僕は絶望した。

こんな不公平が丸太のように横たわる世界。しばらく呆然としたものだ。

でも、僕がぼんやりしようが泣きわめこうが、何も世界は変わらない。じゃあ、何ができるんだろう、と僕は思った。そうだ、この世界の不公平を少しでも減らすような仕事をすればいい。

どうやって？

考えてみると、いろんな方法があるように思えた。

たとえば「世界一の大金持ちになって内戦や紛争をしているところにお金を寄付する」。でも、お金を渡したところで争いはなくなる気がしない。お金ではなく、領土や権利、国、信じる宗教といったもっと大きなもので争っているからだ。じゃあ、革命家になってその場所に行き、なんかうまくやってケンカをおさめるという方法はどうだろう。でも革命家のなり方がわからないし、革命家は短命な人が多く、幸せな人生を送っていなさそうだ。

そこで僕は、自分が医者になって現地へ行き、傷ついた人を片っ端から治しまくるのはどうだろう、と思いついた。根本的な解決にはならないかもしれないけど、これは現実的にできそうだし、ちょっとは意味がある気がした。

そしてこの道なら日本で医師として経済的に安定した生活が送れるし、親も喜ぶかもしれない。

僕は医者になる、と決めた。

どうすればなれるか

本当になれるんだろうか？

残念だけど僕は天才じゃない。

学校に何人もいる、平気な顔をして部活をガンガンやりながら上位30位に入る柳内や安達とはまるで頭の出来が違う。それに、僕の兄貴だって、信じられないくらい短い時間の勉強で、僕の数倍を覚え、理解するではないか。

あんな人たちと勉強で戦って勝てるのだろうか。

僕は高校1年生の時、210人くらいいた同級生の中で190位くらいだった（試験のたびに学年の順位が発表された）。医者になるための医学部に入るには、40位くらいまでに入っていなければ絶対に無理だ。

きっと、かなりの苦戦を強いられるんだろうな、という予想はついた。

でも、医師だけが着る特別なユニフォーム、すなわち「白衣」を着る自分を思い浮かべるだけで顔は火照《ほて》り心臓がバクバクした。ああ、これが憧れという感情なのだ、と思ったものだ。

いつか遠い異国の地で、バンバン怪我人を治していく自分を夢見た。僕はこうして世界の不公平を少しでも減らすのだ。もちろん、眩しいほど真っ白な白衣を身にまとって。

僕は心に強く刻み込んだ。まるで彫刻刀で板を削るように、「絶対に医者になる」と書いたのだ。どんなことがあっても消えないように。

その思いはじょじょに強く、大きくなり、ほとんど僕のすべてになった。

「医者にならなければ生きていけない」くらい真剣だったし、もし医学部に受からなければどんな人間になっていたか、僕は今でも想像することができない。こういう強い気持ちは、鹿児島大学の面接試験で試験官の先生たちに伝わっていたんだと思う。

44歳になり、医者を18年やった僕がもし今試験官だったら、どんな人に医学部に入ってほしいだろうか。

最低限、まず成績が良くなければならない。医学部の勉強は大変だから、頭が良いか、良くなくても努力して勉強ができるか、どちらかの能力がなければ医者になることはできないだろう。これが必須の条件だ。成績は悪いけど良い人だから、情熱的だから、真面目だから、というだけでは絶対に合格はあげられない。

成績が合格点に達している、その上で、僕が求めたいのは「自分の頭で物事を考えているか」だ。どこかの面接対策本で仕込んだ模範解答はいらない。

君はどう思うか、なぜそう思うか。

それを自分の頭で考え、さらに自分の言葉で表現する。そういう人に入学してほしい。

今思い返せば、僕は鹿児島大学の面接で70％くらいは自分の頭で考えていたと思う。借り物の言葉ではなく、自分の、心から湧き出る本当の言葉で話したものは、相手にちゃんと伝わるのである。

では、どうやったら自分の頭で考えられるようになるのだろうか。そして、どうやったらこんな情熱を持てるのだろうか。それを、僕の失敗談などを交えてこの本の中で君に伝えていきたい。

なお、エッセイにある「私大の法学部」は早稲田大学だったが小論文だけの試験で、「あなたにとっての20世紀とは何ですか」という問題だった。僕は直前に『私にとっての20世紀』（加藤周一・著）という本を読んでいて、その内容を書いただけだったので自分の頭では1％も考えていないというのは余談だ。

2 自分の「努力のおかげ」なんて思うな

合格発表

小論文と面接試験に微かな手応えを感じつつ、僕はお茶畑に囲まれた鹿児島空港から横浜の実家に帰った。

鹿児島大学医学部の後期試験の合否は当時、センター試験の得点と小論文・面接試験の合計点で決まった。

センター試験の僕の点数、800点中710点に、予備校の担任は「合格ラインは超えている。大丈夫だろう」と言ってくれた。あとは面接で、県外からふらり鹿児島に来る僕をどう評価するかしだいだ。

前期の千葉大学医学部に落ちた痛みは拭えぬまま、僕はぼんやりと1週間後の合格発表を待った。

そんな折、ある友人が気にかかっていた。

東京の名門、麻布《あざぶ》高校出身の本田とは、二浪目の1年間、いつも二人でいた。予備校の講義も模試もすべて一緒で、苦しみをラーメン屋で吐露し合い、孤独を牛丼屋で共にした。彼は一浪目ですでに医学部に入る学力を持ちつつも、センター試験に失敗し二浪していた。長身細身の、麻布らしからぬ堅実な男だった。こんなやつが医者になったらいい、誰もがそう思うような男だ。

「小さい頃大病を患ったから、小児科医になりたい」

そう言う本田から、僕はよくZ会数学の難問を教えてもらった。

その本田はなんと二浪目のセンター試験でも大きく失敗をし、そのあとからぷっつりと連絡が取れなくなっていたのだった。

国公立の医学部入試は、センター試験で高得点を取らねばまず合格できない。本田は当然のように前期試験に落ちた。噂で、やけくそになっていると聞いた。おそらく本田は後期も受からないだろう。

どうしても本田に電話がかけられなかった。

一方の僕は、鹿児島に合格発表を見に行くことにした。人格を変えるほどしんどかった2年間の苦闘に、決着をつけるつもりだった。自室の机に貼られた昨年の札幌医科大学の不合格通知を剥ぎ取ると、僕は一週間振りに羽田空港へ。行きの機内から見えた富士山は、歪んだ。

2000年3月22日。風の強い日だった。

小高い丘の上にある桜ヶ丘キャンパスに到着したのは15時を過ぎた頃で、構内には誰もいなかった。タバコを持つ手が震えた。遠くから、白い紙に黒い字で書かれた番号の羅列が見える。俺はこんな数字のために19、20歳を棒に振ったのだ。

近づくと、自分の受験番号はあった。涙は出なかった。嬉しい気持ちの代わりに「やっと終わる」安堵が押し寄せた。自宅に電話をし「あったよ」と告げた。母は泣いていた。

翌日、親が来鹿した。鹿児島市郡元《こおりもと》出身の父は、

「大学で入学手続きをし終えるまで安心できない」

と、数日滞在した。

その日の夜に別の友人から、本田が後期試験にも落ちたと聞いた。僕は電話をかけようかと思った。

しかし本田は僕と話したいだろうか。もう一生会えないかもしれない。遠くで今も絶望にとどまる戦友を想う。手放しで自らの合格を喜べないまま県内を親と巡った。

数日が経ち、3月30日の午後2時を過ぎた頃。

僕は指宿《いぶすき》という温泉地の名旅館・白水館にいた。突然本田から携帯電話に電話が来た。心の準備も整うことなく電話に出た。

「おい、中山。防衛医大に受かった。俺は医者になる」

本田のもとへ、秋口に受験していた防衛医大の追加合格の連絡が来たのだった。僕は初めて泣いた。本田はその後防衛医大を卒業し、今は神奈川県で小児科医として働く。

努力の必要について

努力について、君に伝えたいことが二つある。

一つは、激しい努力は君を決して裏切らないということ。逆に言えば、努力が足りなければ目標を達成することはできないということだ。

僕は高校を出てから2年間、予備校に通い毎日勉強をした。最初の1年間は、必死に勉強したつもりだがなかなか成績は医学部レベルに届かず、苦しい思いをしていた。周りの友達は医学部を目指してはいたが、どこか真剣味がないような気がしていた。僕は彼らに流され、たまにカラオケに行ったり公園で語り合ったりしていた。友達の女の子に嫌がらせをする男と、裏の駐車場でケンカしたこともあった。

秋になり、テストがあった。結果は「国立大学医学部　E判定」。判定にはAからEがあり、Eはまず受かりませんよ、という成績だ。

もう秋だ、本番まであと半年もない。

くらくらとめまいがした。僕はローソンの前で友達の吸うタバコをさっと取ると左手の甲を焼いた。じゅっ、という音がした。熱さは感じず、代わりにびりびりとした痛みが脳まで駆け巡った。

これを絶対に忘れてはいけない。僕は医者になる、そのために浪人して今ここで勉強をしているのだ。今も僕の左手には跡が残る。

それだけでは足りず、会長という変なあだ名の一歳上（つまり二浪中）のヒョロリと背の高い男の家で坊主にした。会長は「ゆうじろう、坊主じゃだせえよ」と言って脱色剤を持ってきた。僕は短い髪を金髪にした。

今思い返してもアホとしか言いようがない。その時間を勉強に充てろ、と言いたい。

結局のところ、僕はポーズばかりで本当の努力から逃げていたのだ。

医学部の試験に合格するだけの勉強、それを正面突破する覚悟を持っていなかったのだ。

帰宅してから、金ボウズは怒られると思ってしばらく帽子をかぶって生活していたが、2日でバレた。母は「かわいいじゃない」と笑ったが、きっと夜はおろかな息子に泣いていたに違いない。

運命の神様は「こんなヤツは医者にしちゃダメだな」と思っただろう。一浪をして受けた札幌医科大学と山梨医科大学（当時。現在は山梨大学）医学部に鮮やかに落ちた。

単純な話だ。当時、医学部に合格する人間は日本中で約8000人。僕の努力の質と量は、医学部に行きたい人の中で上位8000番に入らなかったのである。足りなすぎたのだ。努力の質については、またあとで話をしたい。

「中山はいいよな、二浪できて」

不合格通知が来た3月、予備校で来年のために勉強をしていると、医学部進学クラスだったがやはり僕と同じで医学部には落ちた、ある男友達に廊下で会った。そして、

「中山はいいよな、二浪できて。うちは金がないから一浪で終わりだ。医学部は諦めるよ。お前は頑張って医者になれよ」

と言われた。

その言葉に、僕は衝撃を受けた。返す言葉はない。

そして、自分が「2年浪人することができる経済的余裕のある恵まれた立場」だということを強く実感した。

挑戦する権利があるというのは、実はとてもラッキーなことなのだ。これが、僕が君に伝えたいもう一つのことだ。

この世界には、どうしても努力するチャンスのない人がいる。もっと言えば、生まれながらにして苦労をすることを決定づけられた人がいる。君が今元気で、やりたいことに向かって努力をしているとしたら、それだけでだいぶ幸運だと思ったほうがいい。

そしてもし君が何かを成し遂げたら、くれぐれも、自分の努力が良かったからだ、などと思わないことだ。おおげさでなく、無数の屍《しかばね》の上に君はいるし、多くの人の君への尽力があったから初めてうまくいったのだ。

もしかしたら君は直接そういう人に会う機会はあまりないかもしれないが、それでも、自分を支える人や環境への感謝を忘れてはいけない。

そして、すべてが自分の実力だなどと傲慢なことだけは考えてはいけない。それは事実ではないからだ。

僕だってうっかりすると、「自分は偉い」みたいな気持ちになることがある。そのたびに、あの友達の「中山はいいよな、二浪できて」という言葉が胸に蘇《よみがえ》るのだ。

エッセイに書いたように、本田は防衛医大というかなりの難関に合格した。防衛医大には、自衛隊の医者になるという義務があって、卒業後9年間は自衛隊やその関連の病院で働かなくてはならない。それを差し引いても、僕は本田が医者になったことを心から嬉しく思う。

こんな逆転劇ではあったが、本田を医者にさせたこの世界を少し見直したのだ。

「そうか、この世界は地味で実直な努力を続ける人間を裏切らない」と。

このことは、君にもよく覚えていてほしい。

3 他人に振り回されない「自分らしさ」をつくる

憧れの大学生活

2000年4月1日。

二十歳も終わろうとしていた僕は横浜から引っ越し、鹿児島市荒田《あらた》二丁目、ドラッグイレブン隣の真新しいワンルームマンションにいた。

4日後に鹿児島大学の入学式を控えていたが、部屋にはベッドもソファもテレビも何もなかった。どういうわけか親が買ってくれたMDプレイヤーだけはフローリングの床に直に置いてあり、やはり直に敷いた布団の上で季節外れのB'z「いつかのメリークリスマス」を聴いていた。

入学式までやることがなかったので自転車を8000円で買い、近所を巡った。荒田二丁目には電柱と信号があり、コンビニと定食屋があり、大きな一軒家があり、小さな公園があった。人々はそこで道を歩き、信号に従い、犬の散歩をし、コインランドリーで洗濯をしていた。

神奈川出身の僕の想像する「九州」は、実家の辺りと何も変わらないことに驚いた。ただ一つ違うことと言えば、生えている草木の大きさが違っていたことだった。葉っぱ一つひとつが大きく、茎もぐんと高く伸びているのだ。そんなところに南国を見つけ、初夏の鹿児島の風を頬で感じた。

天文館《てんもんかん》（鹿児島随一の繁華街）にも行ってみると、ポール・スミスやMEN'S BIGIといった若い男性向けファッションの路面店があった。試着のため店員さんに話しかけると、イントネーションが違うことに内心驚いた。顔には出さないでおいた。

浪人中もずっと金髪で通した僕は、面接試験用に黒髪にしていたが、やはりまた髪を染めたくて美容院「モッズヘア」に入った。

「髪を銀色にしてください」とお願いしたら、ぎょっとしたのは美容師の本《もと》さんだった。本さんには、それから6年間ずっと切ってもらうことになった。

二浪後の憧れの大学生生活が始まった。

講義をする多くの教授は鹿児島なまりだったから、聞き取りに苦労した。単語が一緒でもアクセントが違うとここまでわからないものか。ひそかにコンビニで「ラーフル」（鹿児島では黒板消しのことをラーフルと呼ぶ）と表紙に書かれた鹿児島弁の本を買い、勉強した。

医学部では、6年間ある学生生活のはじめの1年半を教養課程と呼び、郡元キャンパスで他の学部生とともに医学以外を学ぶ。第二外国語として学んだドイツ語では、オーストリア人の大柄な女性の先生が口角泡を飛ばして言った、

「みなさん、日本の女性差別はひどいことを知っておきなさい。妻を〝奥さん〟とか〝家内〟と呼んで家の奥に押し込み、夫のことは〝ご主人様〟と呼ぶ。女性は奴隷ではない」は今でも僕の胸に刻まれている。試験は難しく評価は60点、落第ギリギリだった。

忘れられない講義がある。

「現代ドイツ短編」。進級のためにはいらなかったが、どうしても受けてみたかったのだ、文学者の講義を。

毎週講義で配られるドイツ文学の短編を、一人ずつ立って音読する。先生はその時代背

景から解釈をしていく。なんの役に立つのだろうと思いながらも、これまでにない豊潤な時間だった。

講義の最後の試験で、答案用紙の裏に講義の感想を書けと言われ、「文学の目的は何なのか、自分にはわからない」と書いた。成績は優だった。

それから18年後、38歳で小説家としてデビューするとはその頃夢にも思わなかった。

金髪ピアスだっていい

「やりたいことをなんでもやってみろ」

そう言う人は多い。でも、やってみたらどうだったか、なんて話を聞いたことはあんまりない。ここでは二十歳にしてやっと大学生になり、親元を離れて一人暮らしを始めた僕がやりたいことをやってみたらどうだったか、その結果をこっそり教えたいと思う。

僕は高校を出てすぐに髪を金髪にした。大学に入って、銀色にしたりいろんな色にしたりした。耳にピアスの穴を5個も開けて、いろんなピアスを楽しんだ。

なぜこんなことをしたか、理由は二つある。

一つは、厳しい校則に抑圧された中学・高校時代の反発からだ。

僕の通った聖光学院という男子校は、名門ではあるのだが、もともとキリスト教の修道院が作った学校だ。だから校則はとても厳しかった。冬服はネクタイを緩めると殴られ、禁止されたマフラーを巻くと殴られた。髪の毛が少しでも耳にかかると長すぎるという理由で「切ってこい」と教室から出され、眉毛をちょっとでも整えるとやっぱり殴られた。成績のいいやつが東大を受験しないという理由で殴られたとも聞いた（今はこういうことはないらしい）。

なぜマフラーを巻くと風紀が乱れるのか、高校生の僕には理解ができなかった。

教師は「決まりだから」と言った。心の中では猛然と反発したが、僕は面倒だから従った。中にはいろんな校則に反発し続けて、ついには学校を辞めたやつもいた。僕はその辺はわりと合理的だったのだ。

ああ、あんな不条理なことを生徒に強要せねばならない教師という職業にだけはつくまいと思っていた。

それでも抑圧は強くあったようで、高校を卒業したらすぐに金髪にした。理由なんてないし、金髪なんて全然流行っていなかったのだけれど、とにかくやってみたかったのだ。金髪にしたら、世界の見え方が変わったような気がした。予備校では「金髪のゆうじろう」と認識されていたし、ガラの悪い連中も一目置いてくれたようだった。ピアスも似たような理由だ。

僕は優等生のような見た目でいることが嫌で、もっと言えば、人と違う見た目の自分でいたかったのだ。個性を発揮したかったと言ってもいい。

髪の色やピアスなどの容姿以外で個が出せないのは、今思えば情けない。だが、金も力も肩書きもないただの浪人生だった僕が、「何者でもない自分」でいることに耐えられなかったのだ。これが、派手な見た目にしたもう一つの理由だ。

こういう自分の保ち方は、僕はいいと思う。

僕は僕のありたいようにいる、ということを、見た目という小さなフィールドだけだったけど実現した。これは僕にとって小さくない出来事だった。そういう種類の実現は生まれて初めてだったたし、その後の「自分のありたいように生きる」という生き方につながった。

自分が思うように生きるのって案外難しくて、僕の見てきたところそんな人は十人に一人もいないからね。

僕は医者になったが、どうしても小説を書きたくて小説家にもなった。それは僕の生きたいやり方だった。チャレンジできたのは、ちゃんと自分のありたいあり方を貫くスタイルを持っていたから、という気がしている。チャレンジする時には「やめたほうがいい」「無理だ、時間の無駄だよ」と忠告してくる何人もの友人に、僕は僕のやりたいようにやるよ、ありがとう、と言えたのだから。

大学に入っても、強烈な見た目の自分でいたかった。何年も続けた金髪はなんとなく自分の顔に馴染んでいるようだったし、かっこいいピアスもいくつか持っていた。僕は男性用のファッション雑誌から、参考にできそうなスタイルを真似して服を買っていた。

鹿児島の人々は、二浪した金髪ピアス男を異様に思っていただろう。

僕は自分の異物感に気づいていたし、鹿児島に行ってからしばらくは馴染まないように独特の見た目を維持していた。行きたくて行った土地ではなかった（千葉大学に不合格で、滑り止めだったのが鹿児島大学だった）から、はじめは鹿児島を嫌悪していたのだ。田舎で、言葉がなまっていて、芋焼酎が口に合わなくて、といった具合だ。

鹿児島を嫌っていたからか、僕はなんと2年間も鹿児島にうまく馴染むことができず苦しい生活をすることになる。

4 「孤独」を誤魔化してはいけない

サークル・池田湖・ストーム

2年の浪人を経て二十歳で鹿児島大学に入った僕は、まず「サークル」なるものに入り、苦しい浪人生活で台無しになった青春を取り戻そうと目論んでいた。

そのためには友達を作らねばならないが、神奈川生まれ育ちの僕には鹿児島に友達はおろか知り合いすら一人もいない。そこで、まずは入学書類一式に案内が同封されていた「医学部医学科　新入生歓迎イベント」に参加することにした。

土曜の朝8時、集合場所の鹿児島大学病院横の医学部桜ヶ丘キャンパスへ行くと、まだほとんど話したことのない同級生100人と大型バスに乗せられる。受験勉強の疲れの名《な》残《ご》りの色濃い同級生を見るたびに「あんたもあの地獄のような受験を乗り越えたのか」と同志のように感じる一方で、どう見ても高校を出たてではしゃいでいる18歳の現役合格生には「なぜこんなやつと同列なのだ」とひがみたっぷりの思いだった。

土地勘がないためどこへ向かうかもわからず、隣に座る妙な男とも話が弾まない。一学年先輩、ウインドサーフィン部所属の日に焼けたキャナさんと名乗る男が司会をする車内は、その洒脱《しゃだつ》なトークで大盛り上がりしていた。

なんだよあの男は、とはじめは気に食わなかったが彼もまた二浪したと聞くと急に親しみが湧いた。

車窓から外を眺めると、よく晴れた空に刺さる大きな山が見えた。

もしかしてあれは桜島だろうか。そう、今思えばバスは226号線で鹿児島市内から指宿方面に南下していたのだった。

途中山道に入ると、なにやら巨大な湖のそばで降ろされた。池田湖といい、なんでも「イッシー」なる巨大生物がいるらしい。当時は謎に包まれているとのことだったが、その後全貌は明らかになったのだろうか。

その次に到着したのは鰻池《うなぎいけ》というところだった。キャンプ場のようなところに5、6個のコテージが散在し、そこに我々新入生は分けられて入った。オリエンテーションを終え夕刻になると、医学部の先輩たちがどっと入ってくる。

　それから始まったのは部活の勧誘合戦であった。

　意外に思われるが、医者の卵たちの多くは大学でも部活に所属するのが慣例である。中学高校とサッカー部の僕は、やはりサッカー部のコテージにいた。

　そこで初めての「ストーム」なるものを教えられた。ストームとは、酒を一気飲みしながら自己紹介をするもので、見るのも聞くのも初めてだった。ただ、暮れゆく南国のコテージで無闇やたらと飲んだ初めての芋焼酎がセメダインの味だ、という記憶だけがある。

　ロクに酒の飲み方も知らなかった僕はひどく酔った。

　誰も知らない、どこにいるかもよくわからない土地で酔うと、急に哀しいような悔しいような気持ちになり、ビール瓶の入ったケースを何度も蹴った。

　寂しかったのだと思う。何度も吐き、知らぬ人の間を夜じゅうさまよった。

　数日後から始まった医学部の講義で、やっぱり僕は同級生たちと馴染めなかった。同じく浮いていた、愛知出身で二浪、黒人ラッパーみたいな編み込んだ髪《コーン・ロウ》の伊藤と仲良くしていた。こうして僕の大学生活は始まった。

君への手紙

アルコールの作法

酒でどれほど失敗したかわからない。

酒というものは、嗜好品《しこうひん》だと思われているがそうではない。脳の機能を低下させ、恍惚《こうこつ》状態にすることで日頃の嫌なことを麻痺させるための薬物である。

大麻や覚醒剤などの違法薬物とたいした違いはない。むしろ、アルコールが引き起こす身体依存はコカインや覚醒剤では起こらない。

だから安全だ、という話ではなく、どれもが深刻な薬物なのだ。歴史的に嗜好品として使われてきたから、今も規制はされていないだけのことだ。

酒という薬物で、僕はたくさんの失敗をしてきた。

僕は鹿児島へ行った寂しさを打ち消すために、めちゃくちゃに酒を飲んだ。エッセイにあるように、酒に酔って自暴自棄になりビール瓶入りケースを何度も蹴ったことで、「あいつは危ないやつ」というレッテルが医学部同級生から貼られたのだった。

心細さと寂しさ、そして圧倒的な失敗体験（第一志望校に落ちたという体験）の痛みを麻痺させるために、鹿児島に行ったばかりの頃僕は一人でもよく酒を飲んだ。

アルコールは精神を抑制させる作用があるから、割れたガラスの上に裸で座っているような心の痛みは鈍くなり、次第に眠くなるのだ。

それ以外に、苦しみを和らげる方法はなかった。

僕が今鹿児島にいるということは、千葉大学に落ちたということであり、「千葉や関東にいる権利がなかった、それだけの努力をあなたはできなかった、という意味だ」と思う。目を伏せ、ごくりと酒を飲む。また敗北に思いを馳せる。また飲む。そんな夜を過ごした。

「医者になりたかったのだから、医学部に行けただけで満足ではないか」と思うかもしれない。それはそれで僕も同意するところで、もちろん一定の満足はあった。

それでも、第一志望の千葉大学医学部に落ちたということはつまり、2年の浪人生活で生まれて初めて自分のすべてを賭《と》した真剣勝負に負けた、というふうに僕の脳内では解釈された。その敗北のダメージが鹿児島への嫌悪や金髪ピアスとなって現れた、と今では思っている。

当時はそんなことは考えず、とにかく敗北者たる自分を厳しく罰するような気分だった。プライドが高かったのかもしれない。とてもではないが「つるりとした」人とは友達になれない。同じようにささくれだった気持ちのやつとだけ、一緒にいたい。そう思っていたから、似た境遇の二浪の伊藤と仲良くなった。

酒で心の痛みを鎮めてはいたが、しかし僕はこの大いなる「負け」を、誤魔化《ごまか》さなかった。なかったことには絶対にしなかった。人には「医者になりたかったからどっちだっていいいんだ」「鹿児島もいいところだよ（これは実際いいところだったが）」と嘘をつき、誤魔化した。

でも、自分にだけは絶対に誤魔化さなかった。「お前は全力の真剣勝負に挑み、激しく負けたのだ」と何度も念じて、胸に刻んだ。そして、もし次の戦いがあったら同じ轍は絶対に踏まない、と誓ったものだ。

とは言え、大学生になりたくさんのコミュニティが僕に押し寄せてきた。医学部の同級生は100人いてこれから6年間一緒だし、医学部歯学部合同のサッカー部になんとなく入ってしまったし、「ちゃいころ」というボランティアサークルにも入った。

当時は、どのコミュニティでも飲み会という集まり、つまりみんなでお店に入り酒を飲む会がしょっちゅうあり、僕はそこでもやらかしてしまった。

酒に酔ってささやかに暴れたり、先輩に失礼なことを言ったり、失踪したりした。今思い出しても本当にどうしようもない男だった。痛い、痛いと大声で叫んで回るけど、みんなに無視される。酒の飲み方としては0点だった。

でも、酒だけは僕を救ってくれたのもまた事実。

僕は自分の失敗とほとんど向き合わず、酒と伊藤と一緒に逃げ回っていた。時間が経つと、それこそ2年も経つと千葉大学なんてわりとどうでも良くなり、鹿児島が好きになってきた。すると友達が増え、過ごしやすくなるのだから不思議なものだ。

ツライ時は逃げる。逃げればそのうちどうにかなる。

それを僕は学んだ。できれば、お酒以外のものに逃げたかったけどね。

5 「選択」とは、選んだほうを正解に捻じ曲げること

年下の先輩、敬語、嫉妬

24年前の4月、僕は鹿児島大学医学部に入学した。

神奈川生まれ育ちで、「親父が鹿児島市出身である」こと以外はなんのつながりもなかったこの南国の地で、僕は生まれて初めての一人暮らしを始めた。

千葉出身のチャラそうな2学年上の先輩に「サッカーをやってたのならサッカー部入りなよ。関東出身の人も多いし」と、練習見学後に谷山街道沿いのトンカツ屋「濱かつ」で勧誘された。

とは言え練習は週5回という、厳しい体育会のサッカー部に入ることを僕はためらって

いた。

　サッカーは中学・高校とずっと部活でやっていたのだから、大学生になったらサークルとかバイトとか、それっぽいことを一通りやってみたい。それも、医学部以外の友達を作って、だ。このサッカー部はキャンパスが離れている関係で、医学部・歯学部生だけの部だった。

　そう思った僕は、「ちゃいころ」という、自閉症などの障がい児とその家族と触れ合うボランティアサークルに入った。これは医学部のみならず全学部の学生が対象の、僕のイメージ通りのサークルだった。

　僕はボランティア欲、子供好き、他学部の友達を作りたい希望のすべてを満たしてくれそうなこのサークルに入った。

　新入生歓迎コンパ、そして毎週の活動に顔を出したが、しかしどうにも馴染めない。先輩も僕に一定の距離を置いている気がしていた。

　それもそのはずで、金髪・たくさんのピアスで喫煙者、二浪のせいで年齢がいっている僕をどう扱えばいいかわからなかっただろうと、当時の年下の先輩たちが気の毒になる。

おまけに僕はそんな見てくれのクセにシャイだったので、自分から話しかけて打ち解けることもしなかった。

それでも夏のキャンプには参加し、子供たちと過ごす数日間は本当に楽しかった。

その上で医学部・歯学部サッカー部にも一応所属していた僕は、しぶしぶ週5回の部活に顔を出していた。4月の間はちやほやされ、部活後には騎射場電停前の「安兵衛《やすべえ》」というジャイアンツびいきの定食屋で夕食を何度もご馳走になった。5年生（医学部は6年間ある）の先輩の向かいに座らされ、ずいぶんおじさんだなと感じた記憶がある。

5月になると急に扱いが変わり、きっちりとした上下関係のもと新入生教育が始まった。遠征では荷物を分担して持ち、先輩の汚れ物を洗濯し、飲み会ではえんえん芋焼酎の水割りを作り続ける。

そんな中どうしてもできなかったこと、それは「一学年上の現役合格のとある先輩に敬語を使うこと」だった。自分より一歳年齢が若いが先輩である彼に、どうしても敬語を使えなかったのだ。

5年生、6年生は、「お前は本当に馬鹿だ。社会に出たらそんなことは無限にあるぞ」と言った。それでも、どうしても無理だった。

今思えばそんなことに意固地になる必要はないし、うわべだけでも「先輩、先輩」と尻尾を振れば良かったのだが、若さゆえか、もともとの器の小ささが災いしてか、どうしてもできなかった。

他の自分より若い先輩には敬語が使えるのだが、その先輩にだけは使えなかったのだ。

そしてある日、その先輩に、

「ごめん、俺はどうしてもあんたに敬語を使うことはできない」

と直接伝えた。

「うん、わかった」と言ったその先輩の顔が忘れられない。

なぜその先輩がダメだったのか。

彼はラ・サールを出て現役で医学部に合格し、実家は金持ちで、ずいぶん顔が良く、酒が強く、足が速かった。嫉妬がなかったと言えば大嘘になる。その先輩とはその後数年して仲が良くなり、今では鹿児島に行くたびに必ずお会いする大切な先輩だ。人間、わからないものだ。

ともかくどうしても負けたくない、人に先んじたいという気持ちばかりがマグマのように噴出していた、情けないくらい若いあの頃だった。ノダさん、すいませんでした。

君への手紙

2種類のプライド

人に勝ちたいという気持ち。

10代、20代の頃はこれを最重要のものとして、すべての行動を決めてきた。幼稚で、原始的な感情なのだけれど、なんといってもすごいエネルギー量だ。エッセイにあるように、僕の中では「マグマのように噴出していた」のだ。

人に勝ちたい、この気持ちはプライドにつながる。プライドという言葉は君も知っていると思う。プライドとは「自分という人間はすごいので、これくらいのことはできる」という強い感情のことだ。

でも、この世界には2種類のプライドがあることはまだ知らないのではないか。

その2種類とは、自分に向かうプライドと、他人に向かうプライドだ。

自分に向かうプライドとは、「自分レベルであれば、これくらいの試験や仕事は必ずうまくいく」と考え、うまくいかせるために厳しい努力を自らに課すことだ。世界最高のボクサーであるモハメド・アリは「俺は世界一、最高」と発言し、本当に奇跡のような強さを発揮していた。

一方、他人に向かうプライドは、「自分ほどのすごい人間なのだから、もっとていねいに、ペコペコせよ」という、他人に課すものだ。これは良くないプライドであり、僕の会ってきた中で本当にすごい大物は、この他人に向かうプライドをほとんど持っていない。今回のエッセイで僕は、他人に向かうプライドを発揮していた。情けないしカッコ悪いことこの上ない。

僕が真に自信を持ち、他者を尊重できる余裕のある人間であったら、年下の先輩にも敬語を使うことができ、敬意を払えただろう。

僕は自分に自信がなく、実力もなく、余裕もないただの子供だった。だから敬語を使えなかった。今思い出してもカッコ悪いと思う。

もし今、そんな後輩が僕の前に現れたら、「よしよし、そうやって突っ張らないと自分を保てないんだね。敬語なんて使わないで良いよ、つらいもんね」と、まるで親のような優しい気持ちになることだろう。

ただ、年下の先輩に敬語を使えなかった当時の僕にも、一つだけ見出す点がある。

今の僕も信じていることなのだが、「常識を疑う」ということだ。みんなが敬語を使っているから、これまでもそうしてきたから、だから僕も同じようにする。そういう常識を、僕は疑ってかかった。

自分の頭で考え、彼は尊敬に値しないと思い（もちろんそんな人ではなかったのだけれど）、敬語を使わないことを自ら決めたのだ。

君がこれから生きるこの社会は、「年齢が上だから偉い」「経験が豊富だから上手に違いない」「あの人が推薦しているからすごい」といった常識がまかり通っている。

でも、本当の実力はそんなことではない。

僕はこういう常識を強く嫌悪し、自分の頭で考え自分の目で見たものだけを判断したから、医者としても階段飛ばしのようにして早く一人前になり、若くして一流の外科医になった。

そして、さらに「一人一つの仕事」という常識を打ち破って、小説家としてデビューし、今も執筆を続けている。

「常識を疑う」ことは、とても大切なことだ。その常識は古びて手垢のついた、そして君ではない誰かにとって都合がいいように作られたルールなのだから。

常識を疑う訓練

「常識を疑う」こと、つまり自分の頭で考えることは大切だ。

どう見ても星が動いているようにしか見えないのに地面が動いていると言った人や、「時間」は一定ではないと言った人、強酸性の胃に細菌などいるわけがないと思われていたのに発見した人など、常識を疑った人たちがこの世界を前に進めてきた。

僕は、「医者が、特に若い医者が、自分の口で語ることなどありえない」という常識を覆し、メディアからの取材などではなく自分で連載をしたり本を出したりすることで、ある意味で医療界の既得権益でもあった医療情報を次々に一般の人に伝えた。

驚くほど反響があり、当時ネットでナンバーワンのニュースサイトだったYahoo!ニュースでは何十万という人が僕の書いたものを読み、『医者の本音』（SB新書）という本は10万部を超えて売れた。これまでにほとんどなかったものだったから、反響が大きいのは当たり前だ。

もちろん、常識を疑い、自分の頭で考えることは時として危険な行為だ。

たいして広い見識があるわけでもなく、鋭い判断力を持つわけでもない自分の頭で考え、決める。大きな間違いをすることがある。誰でも知っていることを知らずに大火傷を負うことだってある。

だから、本を読んだり大人になってからまた学生として大学院に行ったりして僕は学んだ。どれだけ学んでも、いつまで経っても「十分だ」なんてことはないのだけれどね。

それでも、自分の頭で考えなければならない理由は二つある。

一つは、自分の頭で考える訓練をしなければ、自分の頭で考える能力が鍛えられないからだ。そうすると、いつまで経っても自分の頭で考え、人生の重要なアクション、つまり職業選びや結婚などについての決定ができないのだ。

もちろん失敗はするだろう。しかしこればかりは、いくつかの手痛い失敗を避けていては能力を獲得することができないのだ。必要な情報を集め、取捨選択し、時に信頼できる人に相談をし、最終的には自分で決める。このプロセスのみが、自分の頭で考え、決定する能力を与えてくれるのである。

もう一つの理由は、自分の持ちうるすべての見識で悩みを分析し、決定した事項への「覚悟」が持てるということである。

僕は35歳を過ぎたあたりから、若い人によく相談された。進路をどうするか、医者なら専門の科をどう選ぶか、などである。

そのたびに僕はこう言ってきた。

「選択とは、何かを選び取ることではなくて、選んだ選択肢を正解にするために現実世界を無理やり捻じ曲げる覚悟と努力のことだよ」

この世界では、Aを取ろうがBを取ろうが、世界なんてこれっぽっちも変わらない。誰もなんの影響も受けないのだ。君の人生でも、実はそう変わらない。

それは君だけでなく、どんな有名な人であっても同じことだ。

自分の頭で考えて考えて考え抜き、苦しんだ決断を、あとから「あれで正解だった」とひとりごちるために地味な努力をし続ける。こうして、君の人生の扉は開いていくのだ。

6 苦手な人からは逃げていいんだ

クラスで干される

横浜生まれ育ちで知り合いは一人もいなかった僕は、サークルやサッカー部に入り、なんとか鹿児島の地に馴染もうとしていた。

ところが、医学部の同級生とはどうにも馴染めない。

医学部医学科は、一学年100人が6年間一つのクラスとして同じメンバーで過ごす、恐ろしく閉鎖的なところだ。

恋愛のことで不義理をした僕は、どうやらクラスで「干《ほ》された」ようだった。

同級生のうちで喋る友達はサッカー部の男数人とマネージャーの女子一人だけで、クラスの男女が行く楽しそうなキャンプや飲み会などにはまったく呼ばれない状況だ。みんなはどんどん親しくなっているのを感じ、僕は疎外感を強めた。

だから週に一度、同級生だけの講義が行われる桜ヶ丘医学部キャンパスに行くのは憂鬱だった。それでも夢にまで見た医学部の医学の講義だと、休まず通った。

己の馬鹿さを悔いながら、休憩時間には日の当たらない喫煙所でひとりタバコを吸った。

講義がない時は、サッカー部の友達からタダ同然で譲り受けた12年落ちのトヨタ・スープラに乗り込み、昼間から与次郎の海岸沿いでテトラポット越しにごつごつした桜島を眺めた。

晴れた日はコンクリートの護岸壁にごろりと横になり、「俺の人生、これからどうなっちゃうんだろう」と考えた。

ここだけの話、「横浜に帰りたい」とさえ思っていた。

部活の先輩に飲まされる芋焼酎にも全然慣れなかったし、鹿児島弁も嫌だった。

僕は鹿児島を拒否した。

鹿児島も僕を拒絶しているようだった。

1年半が経った。医学部の講義が本格的に始まり、僕は毎日桜ヶ丘キャンパスに通った。

出席番号が一つ前の中村や、愛知出身の二浪仲間である伊藤とはよく喫煙所で話したが、相変わらず他の同級生とはどうにも馴染めなかった。

そんな時、声をかけてきたのは30歳を超えたハゲ頭の同級生・浦田《うらた》だった。

彼は大学卒業後サラリーマンをやっていたが、一念発起し会社を辞めて医学部受験をした、いわゆる再受験組だった。鹿大医学部の面接試験の時、やはり医者の亡き父への想いが溢れて泣いてしまったという。

よくもまあ、勝負どころの面接試験で泣くようなやつを合格させたものだ。僕は鹿大が少し好きになった。

浦田のボロいフォルクスワーゲン・ゴルフで天文館へ行く。緊張して入った「とん吉《きち》」というラーメン屋の小上がりにはすでに五、六人ほどの同級生がおり、なし崩し的に飲み会は始まった。

くちゃくちゃになるまで黒伊佐錦《くろいさにしき》を呑むと、最後に納豆をトッピングしたとんこつラーメンを一人一杯食べる。旨いのですべて食べてしまい、吐きそうになりながら帰った。浦田の腹が出ている理由がわかった。

それからというもの、浦田は相変わらず定期的に「とん吉」で飲み会を開き、僕に声をかけてくれた。みなで浴びるほど呑みながら、医者とは何か、病気とは何か、激論を戦わせた。

真剣そのものでケンカ寸前になることもあったが、たかが学生の、なんの痛みも伴わない机上の空論だった。それでもあんな議論をまたしたいと、18年医者をやった今思う。

「とん吉」の浦田定例会で、僕は芋焼酎を旨いと思うようになった。

僕の孤独のグラスは、黒伊佐錦で少しずつ満たされていった。クラスに馴染み始め、友人と鹿児島のあちこちに行くようになると、僕は鹿児島のことが少しずつ好きになった。そうすると不思議なもので、鹿児島も僕を受け入れてくれ始めたようだった。

友達ができ、僕は週5回の部活に学業に、何もかもが楽しくなっていった。

浦田よ、君はなぜあの時僕に声をかけてくれたのか。尋ねたことはない。人情派の浦田は今、鹿児島県内で緩和ケア医として働く。

君への手紙

合わない人は必ずいる

「干された」のはつらかった。

しかもその理由が完全に自分のせいだったから、自己嫌悪も容赦なく襲いかかってきた。まるで暗い部屋に一人、割れたガラスの破片が敷き詰められた上に座っているような鋭い痛みがずっと続いた。僕は足を切り、ついた手のひらを切り、それでもただじっと座っていた。血は流れても、何も、どうにもできなかった。

鹿児島から離れてもう一度別の医学部を受験することも考えたが、僕の頭脳ではまず合格することはできまい。だから、ガラスの上から離れられなかった。

別に孤独が好きなタイプではない。ただただ苦痛だった。

この時の経験から、僕は「干されていそうな人」を見つけたらなるべく声をかけるようにしている。

「よ、元気?」「何してんの?」「カレー好き?」みたいな、特に意味のない会話だ。

意味のない会話がどれほど孤独を癒すかを、僕は経験して知っているからだ。

浦田は本当に優しい男だった。なぜ僕に声をかけたのかは今でもわからないが、きっと哀れに思ったんだろう。うまく馴染めず、誠実さのかけらもなく、かと言って救いを求めることもできない僕を。僕は今でも浦田を見習っている。

僕の場合は自分が悪いことをしたから干されたのだが、人間関係にうまくいかないことは君にも山ほどあるだろう。今もあるだろうし、残念ながらこれからもきっとそういうことはある。

僕もたくさんの人との関係に悩んだけど、年齢を重ねるにつれ少しずつ上手になっていった。そのコツを伝えたい。万が一の時のために君に覚えておいてほしい、お守りのようなコツだ。

一つ目は、「変えられるのは自分の思考と行動だけ」ということだ。「他人は何も変えられない」と言ってもいい。

自分以外のすべての人、つまり他人がどう思い、どう行動するか。自分に不愉快なことがあっても、基本的には一つも変えられないと思っておいたほうがいい（もちろん暴力やいじめなどは「やめろ」とやめさせる必要があるし、やめさせられる）。

この事実に気づいた時、僕はまるで深い海の底に沈んでいるように感じた。

隣にいる人に話しかけても、海の中なので向こうには聞こえない。逆に友達が話しかけてきても、何一つ聞こえないのだ。もちろん「今日の昼飯、何食べる？」みたいな話は聞こえるけど、大切な話は絶対に聞こえない。

つまり、みんなと生きているようで、結局のところ僕らはみんなひとりなのだ。

ひとりが集まって五人とか十人になっているから、みんなで生きているように見えるけど、僕らはひとりぼっちなのだ。だから、他人に何か影響を与えて考え方を変えさせるなんてことはそもそも不可能なのだ。

だから、君の人生というのは思ったよりはるかに不自由だと思う。

「あれ、ほとんど決まっていて何も変えられないじゃん」と思うだろう。

だけど、「自分の思考と行動だけ」は自由自在に変えることができる。

学生のうちはそれほど自由じゃないと感じるかもしれないけど、大人になったらすべてが自由だ。どんな仕事をしてどこに住もうが、夕ご飯に何を食べようが、どんな服を着ようが、酒を飲もうが。

だから、まずは自分の支配下にある「自分の思考と行動」を自由に動かして、人との関係をうまくやろう。

どうやってやるのかって？

これは人間関係のコツ、二つ目につながる。


二つ目は、「合わない人は必ずいる。離れよう」である。

君と相性が悪い人は必ずいる。なぜか君のことが嫌いだったり、君がその人をどうしても好きになれない。そこに理由なんてない。先祖の時代に殺し合ったのかもしれないし、ご飯と牛乳みたいに合わないのかもしれない。

理由を考える必要は1ミリもない。ただ、合わない、という事実だけで十分だ。

合わない人と出会ってしまったら、解決策は一つだけである。「離れよう」だ。

理想は物理的に距離を置くこと、つまりなるべく会わないこと。できれば一生会わないのが一番である。

小さい頃は、「誰とでも仲良くしなさい」と言われる。だが、それは無視して良い。それを言っている大人は、誰とでも仲良くしていない。大人こそ、嫌な人がいたら距離を置き、自分の快適さを保っているのだ。

でも、どうしても会わないわけにいかない人がいる。学校や塾のクラスが同じ人だったり、先生だったり、職場の同僚だったり。こういう時はまず接触する時間をなるべく短くする。その上で、精神的な距離として、その人のことを考える時間をなるべく短くすることだ。

さらに三つ目の解決策として、「他の世界に逃げ込む」のもおすすめしたい。

僕は、とんでもなくつらいことがあった時（大学受験の失敗や書いた小説のボツなど、数年かけたものが無駄になったレベルだ）、いつも他の世界に逃げ込んできた。

具体的には、大学受験に失敗し同時に失恋もした時には漫画『東京大学物語』全34巻を繰り返し読んだ。1週間くらいこれをし続け、つらすぎる現実世界から漫画の世界へ逃避したのだ。他にも、小説がボツになった時はドラゴンクエストというゲームに逃げ込み、やはり1週間くらいは失敗を考えないようにしていた。

人間というものは不思議な生き物で、時間が経つとそのショックは自然に和らいでいく。「時《とき》ぐすり」「時間薬」なんて言う人もいるが、本当にある。

衝撃的なことがあったあとはゲームや小説、漫画など他の世界に逃げ込み、生傷が癒えてかさぶたができてきた頃に少しずつその痛みに目をやっていく。僕はそうやって生きてきた。

7 「自分なんかがこの仕事についていいか」迷ったら

医学部の実習

鹿児島大学医学部に入学してから、僕は少しずつ南国の生活に馴染んでいった。生まれて初めての一人暮らしに、生まれて初めての九州での生活。医学部の100人の同級生たちとも、少しずつ親しくなった。

大学2年生の後半から医学部の専門課程が始まり、毎日桜ヶ丘の医学部キャンパスに通う。

忘れられないのは、2年生の秋から始まる「解剖学《かいぼう》」の講義だ。

解剖学とは人体の構造と機能を学ぶ学問で、文字通り人体を「解剖」しながら学ぶという、医者になるための洗礼のような実習だ。

解剖学の講義は二つに分かれていた。人体を解剖しながら内臓、骨や筋肉などを学ぶ肉眼解剖学と、いろんな臓器を顕微鏡で詳しく見る組織学だ。その二つが同時に始まり、我々医学生にはいろんな意味で衝撃が訪れた。

初めに驚いたのは、組織学の教授である村田長芳《むらたふさよし》教授だった。ドスの利いた声に紫の色入りの眼鏡、奥にはぎろりと学生に向ける眼光。サッカー部の先輩から、

「村田先生は厳しいぞ。なんてったって髪の色を染めていると単位を落とされる」

と真偽不明の恐ろしい忠告をされた僕は、しかし心の中で激しく反発した。

医学部教授ともあろう方が、人を見た目で判断するものか。そう思った僕は、金髪のまままわざわざ一番前の席で毎回講義を受けた。

そんな反抗心をあらわにして受けた村田教授の講義は、実はとても楽しかった。

教室の一番前の大きなスクリーンに、美しいピンク色の顕微鏡写真が大きく映し出される。そこに、村田教授が赤ペンで書き込む解説がリアルタイムで反映されていく。

文句なく、10科目以上ある基礎医学の中で一番わかりやすい講義だった。大学院で通った京都大学を含めても、あれほど高い質の講義を受けたことはない。

いつの間にか教授は僕の名前を憶えていて、いつか講義が終わる5分ほど前に我慢できなくなった僕がこそっとトイレに立つと、

「祐次郎、もう少しだ。我慢しろ！」

と一喝されたのを思い出す。半年間の講義が終わり、最後に、

「祐次郎、人は見た目によらぬものだな」

と言われ、僕は意固地に金髪のまま通したことを恥ずかしく思った。

一方で肉眼解剖学の実習もまた鮮烈だった。

聞けば僕らがメスを入れ解剖するのは、「医学の発展のために」と自らの体を献体し、さらに寄付までする方々のお体だという。

ご遺体に初めてお会いし、今日からメスを入れるというその日。中河志朗教授の「黙祷」の号令とともに、僕らは必死に祈った。

すみません、僕らの勉強のために。なるべくうまくやりますから。

それから始まった解剖実習はとても厳しく、憶える量も凄まじかった。全身の臓器、骨、筋肉、神経の名前を日本語、英語、ラテン語で暗記していく。教授による試験も厳しく、数人は落第した。

日中の実習で疲れ果てていても、夜遅くまで勉強したのは、献体なさった方とそのご遺族の気持ちを考えていたからだった。こうして、僕は少しずつ医者になっていった。

君への手紙

少しずつ医者になっていく

固定観念。常識。僕はこれらを強く嫌悪したために、こともあろうに医学部で一番怖い先生の講義を金髪で受けてしまった。

僕は、一番厳しい先生なら見た目ではなく本質を見てくれるに違いないと思ったのだ。今思えばただの若造の意地っ張りだが、僕は僕の生き方である「常識を疑う」を貫いた。自分の生き方を貫き、人と違うことをしても認められるためには人より多くの努力が必要だ。

だから僕は毎回一番前で講義を受け、勉強も頑張った。最後には認められたようで嬉しかった。と同時に、意地っ張りに付き合ってくれた教授には感謝の気持ちしかない。

このエッセイが掲載された翌週、突然この村田教授から僕の勤める病院に電話があった。

「祐次郎、君はとんでもないものを書いてくれたな」

怒られるのかと思ったら、「あらゆる知り合いから電話が来て、俺は嬉しいぞ！」と喜んでくれていた。

「先生、そんな、恐縮です」と言ったら、

「おい、俺に気をつかうなよ」と言われた。

彼の中で僕はまだ、金髪の生意気な医学生だったに違いない。

村田教授はこの3ヶ月後、令和3年3月31日に急逝された。お葬式にはこのエッセイが掲げられていたそうだ。できればもう一度、お目にかかりたかった。

中学生、高校生からよく聞かれる質問がある。

「人を助けたい、などという高邁《こうまい》な精神を持っていない自分なんかが、医学部を目指していいのでしょうか？」

僕は、「もちろんOKです」と答えている。その理由を話そう。

結論から言えば、「医学部の教育と、医者になってから受ける教育で、ちゃんと責任感や使命感は身につくからです」である。

医学部の教育は、エッセイに書いたように凄まじい。

亡くなった人の体にメスを入れ、１００以上のパーツにバラバラにして観察しスケッチを描き、骨と筋肉、神経の名前をすべて暗記する。試験では実物を見せられてその名を答える。膨大な勉強量を必要とし、さらに「落ちたら医者になれない」という激しいプレッシャーと戦う。

さらにこのあとのエッセイにもあるように、実際の患者さんと接し、その病気と病める人について学んでいく。脳性麻痺の子供ばかりの施設に見学に行く。鍵がいくつもかかった閉鎖病棟の精神科患者さんともお話をする。患者さんと話して泣かれることも怒られることもある。

医学部は他の学部と違い、6年間もあるから、このカリキュラムを通じて「少しずつ医者になっていく」のである。

医学生として患者さんにお会いした時、全員が必ず思うことがある。それは、「こんな学生の自分で申し訳ない」だ。

早く一人前の医者になって、治したい。でも、今は勉強中の身であり、医師免許も持っていないから治療行為はできない。そういうもどかしさを、医学生は何年も味わい続けることになるのだ。

そして、もう一つ必ず思うこと。それは、「自分の親や恋人が、この病気になったらどうしよう」ということだ。

不思議と自分の体の心配ではない。大切な人が大変な病に冒されたら、なんとしても助けたい。そんな気持ちになるカリキュラムでもあるのだ。これは医者として一番大切なことだ。

だから安心してほしい。たいした使命感などなくても、みんなちゃんとしたお医者さんになっているから。

8 「何もできない」からできること
——臨床実習の現場から

初めてまとった白衣

2005年4月。鹿児島大学医学部の5年生になった僕は、生まれて初めて「医療側の人間」として白衣をまとって病院に入った。

臨床実習が始まったのだ。

サッカー部の活動のおかげでよく日焼けをしていたが、半袖で丈の短い「ケーシー」というタイプの白衣はまあまあ似合い、いかにも医学生という雰囲気だった。

初めて買った、2万円もする聴診器が配られる。耳に着けると、まるで深海にひとり潜ったような静けさに包まれた。

Tシャツの下から、そっと自分の胸に当てる。どうん、どうん、と低い音。祭りの夜に聞くようなその心臓の音は、神秘的というよりはたくましかった。

ああ、ついに僕は医者になるのだ。

僕ら学生は、名前のあいうえお順の近い四人が同じ班になり、内科、外科など二十数個の科をすべて2〜4週間ずつ回って実習をしていく。

初めて実習をしたのは、忘れもしない「霧島《きりしま》リハビリテーションセンター」だ。

リハビリ科の実習ではこの施設に2週間泊まり込み、実習を行う。最初の科から、いきなり大学病院を離れることに戸惑い、初めての「霧リハ」に緊張していた。

実習では、学生一人につき担当患者さんが一人決まり、その方に1日ついてリハビリに同行する。僕の担当患者さんは、脳梗塞のあと右片麻痺《みぎへんまひ》（右手足が麻痺して動きづらい）の女性だった。

とにかく朝から夕方までずっと、担当患者さんと一緒にいる。

初日の午前中で患者さんの病気のこと、入院してからこれまでのことを伺うと、もう他に何を話せばいいのか見当もつかない。

僕という人間は、医学をほんの少しかじっただけの、どうしようもなく世間知らずな24

歳の大学生だった。患者さんにしても、得体のしれない僕の相手はさぞ面倒だっただろう。

それでも、たくさんのお話をしてくれた。理容師として何十年も働いたこと。夫のこと。脳梗塞を発症したこと。孫のこと。またハサミを持ちたいこと。

聞きながら僕は遠方の祖母を思った。祖母もまた、病院でこうして誰かに話をしているのだろうか。

僕は真剣に聞いた。ありとあらゆる質問をした。

濃密な2週間が終わる最終日、患者さんは僕に小箱を一つくれた。開けると、売店で売っているプラスチック製のコップだった。

「2週間、本当にありがとう。良い先生になってね」

言いながら歪む顔を、僕は最後まで見ていられなかった。

こうして僕の臨床実習は始まった。

医者として考え抜いた「優しさ」の正体

よく「人に優しくしなさい」と言う。この、優しさとは、なんだろうか。

君は優しさと聞いて、何を思い浮かべるのだろう。柔らかなお気に入りのお布団、もふもふのパンダのぬいぐるみ、母の温かい胸元……。

生きていく上でもっとも大切なこと、それは、他者への優しさを持つことだと僕は考えている。

他者への優しさとは、「相手の気持ちを本気で考える」ということだ。もちろん、ニコニコ接したり、しょっちゅう話しかけたり、傷ついた人にそっと触れるといった行為は優しい。

だけど、これらの行為はあくまでも表面的なものであって、まず芯に「相手の気持ちを本気で考える」がないとあまりうまくいかない。

相手の気持ちを考えるフリをする人は少なくない。僕だって、そうなっちゃうことはときどきある。「相手の気持ちを本気で考える」は、本気で、がポイントなのだ。

では、「フリ」ではなく「本気で」考えるとはどういうことだろうか。

答えは簡単だ。

これは、「もし自分だったらどう感じるだろうか」と想像することなのだ。もし自分があの友達だったら、どう声をかけてほしいだろうか。あるいは放っておいてほしいだろうか。切ないほど、息が苦しくなるほど、これを真剣に考えることだ。考えた結果、「何もしない」を選択することだってある。

もちろん、あの友達と自分は違う人間だ。だから、友達と自分が感じることは違うこともある。

でも、真剣に考えれば多くの場合は正解にたどり着ける。そして本気で自分だったらとシミュレーションできれば、たとえ相手の求めるものが自分の想像と外れていたとしても、その本気さが相手に伝わるものなのだ。

本気で思われた人は、それだけで優しさを感じる。救われる。人間って、そういうものだ。

一方で、浅い、あるいは真剣でない「相手の気持ちを考える」をやった結果、ただの善意の押し付けになって迷惑がられたり、ただの自己満足になることがある。

正解が「声をかけず、気づかぬフリをする」だと思った場合には、まるで「あなたのことなんて考えてもないですよ」と演じることさえする。これが「本気で考える」ということだ。

ガムシャラに話を聴いた

僕は医者として18年働いて、とても多くの人と接してきた。なるべく、相手の気持ちを本気で考えてやってきたつもりだ。

その結果わかったこと、それは、人間というものは思ったよりも多種多様で、人によって考え方はまるで異なる、ということだ。

裸を見られるなら死んだほうが良いと真剣に思う人がいる一方で、どれだけ痛くてもなんとか生きたい人がいる。

だから、くれぐれも他人が自分と同じように考えていると思わないほうがいい。言い換えると、優しさとは、他者の持つ、自分とは異なる考え方や感じ方を尊重し、想像するということなのだ。

偉そうなことを言っているけど、エッセイの中でも僕はこの患者さんの気持ちを本気で考えたわけではない。遠く神奈川にいる祖母に重ねて、優しくしたい気持ちになっただけだっただろう。

でも、途中からはこの患者さんのことを心から思い、どうやったら良くなるだろうか、と真剣に考えた。

いち医学生だった僕に何かができるわけではない。逆に、僕にできることはなんだろうかと考え、悩み抜いた末に出た答えが「たくさんお話をすること」だったのだ。それ以外なかったとも言えるけど。

僕は当時若くて、あまりに何も武器を持っていなかった。

でも、あの患者さんとたくさんお話をしたおかげで、僕は優しさの正体に気がついたのだ。

それからは、患者さんにお会いするたびに、そして患者さんだけでなく新しく友達に出会うたびに、いつも「相手の気持ちを本気で考える」ことをやるように心がけている。いつもいつもうまくいくわけじゃないけどね。

9 青春時代にこそ「人生の締め切り」を

医学、サッカー、黒伊佐錦

鹿児島大学医学部2年生の後半に解剖実習という強烈な洗礼を受け、医者でなかった僕は少しずつ医者になっていった。大学3年生にもなると、だいぶ鹿児島の生活に慣れてきた。

七人くらい落第した厳しい解剖学の講義が終わり、なんとなく同級生90人との連帯感も生まれた気がしていた。

大学の講義も前半は「生理学」「免疫学」など基礎医学と呼ばれる科目だったが、秋頃からは「内科学」「小児科学」「皮膚科学」という、病院の中の看板で見たことがある名前に変わっていった。

いよいよ医者っぽくなってきたなあ、と嬉しく思った。

そんな中、僕はサッカー部の活動に夢中だった。週に5日、講義終了後から3時間ほど汗を流す。終わったら「めしくい」つまり後輩たちを車に乗せて、夕食を食べに行く。その後は、住んでいた騎射場《きしゃば》の部屋から徒歩3分のどんぐり横丁という学生飲み屋街に行けばたいてい誰かが飲んでいた。

宮崎西高校出身で同じ二浪の港《みなと》（現在は消化器内科医）か、サッカー部の末永《すえなが》先輩（循環器内科医）や保《たもつ》先輩（歯科開業医）など、誰かしらが飲み屋にいる。そんな時は部活もグループも関係なく、後輩などを呼び出してただひたすらに飲んだ。

その頃行った飲み屋を挙げればきりがない。

家の隣にはそーめんチャンプルが麻薬のように旨い桃象《ももぞう》に、「天佑《てんゆう》」のイメージの写楽、自らの子のごとく学生を愛した母さんの店茶暮里《さぼり》、友人が働いていた華日《はなび》……。

連日飲み続ける中でも、僕が愛したのは芋焼酎の黒伊佐錦だった。騎射場の飲み屋にはたいてい置いてあったから、とにかく黒伊佐錦を飲んだ。三岳ほど香りが強くなく、それでいて黒霧島よりはっきりとした味わいを感じ、ただひたすら黒伊佐錦を旨い旨いと飲んだ。僕のメールアドレスは何年も「くろいさをロックで@……」だった。

あれほど長い時間、飲み屋でいったい何を話したのだろうか。

思い出すのは将来どの科の医者になるのか、部活はどうしたらもっと盛り上がるのか、そしてみなの恋の行方だった。

後輩が作った黒伊佐錦のグラスの氷がすぐに溶けてしまうような熱い南国の夜に、誰かが酔いつぶれてしまっても、僕らはやめずに一生懸命話をした。医学、スポーツ、恋、すべてにエネルギーが横溢《おういつ》したあの頃が僕の人生のピークだったなんて、誰にも言わせない。

君への手紙

人生でもっとも自由な10年間

学生時代、それも青春時代と言われる中学生から高校生、大学生という期間は、その真っ最中には長く間延びして、いつまでも終わらないような気になるものだ。

だが、実はその時間は人生の中でほんの13％ほどしかない。まるで急行列車が通過する小さい駅のような一瞬で通り過ぎるものだ。

「物心がついていない」幼児期から思春期前の小学生は、親の言われるままに暮らしており、それは自分の人生ではない。

一方で大学を卒業して社会人になると、学生時代よりはるかに厳しい規律に縛られ、たった1週間の夏休みと冬休みしかなく、ほとんどずっと仕事をしているような生活になる。それから結婚して家庭を持ったりなんかすると、これまたやることが多くなってゆっくり自分の時間を持つことなんてできなくなる。

だから、君の人生の中で、好きな本を読んだり、絵を描いたり、やりたいスポーツに熱中したり、惚れた異性のことを何時間も考えていたりという過ごし方ができるのは、実は学生時代のほんの数年、長くても10年間のことなのだ。

しかも、この時代というのは多くの人は体に力がみなぎり、頭もよく冴えていて、金はないが行動力があって本当にどんなことでもできる。学校や親に叱られてばかりで自由がないような気がするが、実は人生のうちでもっとも自由な時間なのだ。

この学生時代に何をするかということは、僕はけっこう大切だと思っている。

なんでもいい。

とにかく、何かに「熱中」してほしい。

部活でも好きなアイドルでも読書でも動画でも、恋愛でも勉強でもなんでもいいのだ。打ち込んだ結果なんて出なくていい。立派な結果が出てしまったばっかりに、大人になってもずっとそれにすがって生きる残念な人は少なくない。

とにかく何かに打ち込むことだ。自分が心から好きで、これをやっている間は時間を忘れられる、という何かだ。

それに「熱中」した思い出は、君の心の奥底にある鍵付きの部屋の一番奥、額縁に入れて飾られることになる。そして、その思い出がそれから何十年も続く、(青春時代と比べれば)無味で乾燥した人生を支えてくれるのである。

僕は今でもよく思い出す。

大学時代を過ごした鹿児島の、火山灰混じりのグラウンドで、38度を超える灼熱の中、ゴールキーパーの先輩、鹿田《しかだ》さんが球を蹴った時の砂埃《すなぼこり》。大会で行った福岡の汚い宿で、クタクタになりながらも夜遅くまで先輩たちのユニフォームを洗っていたこと。みなで心を一つにして戦った試合が、嘘のようにボロ負けで試合後に泣いたこと。

不思議と思い出すのは苦しかった時のことばかりだ。つらければつらいほど、あとから見ると美しい、というのは本当のようだ。

マジック・クエスチョン

ただ、僕はラッキーだった。サッカーやバンドといった、打ち込めるものがすぐに見つかったからだ。もっとも、思い出すと目の前にあるものになんでも夢中になった、という言い方のほうが正確な気もしているけど。

熱中するものが見つからなかったら？

その時は、僕のこのマジック・クエスチョンに答えてほしい。

「来年死んでしまうとしたら、君は今何をしますか？」

すると、湧き上がるものがあるはずだ。

僕はこの魔法の質問をしょっちゅう自分に投げかけている。そして、きちんと自分の夢中にまっすぐ歩めるように軌道修正しているのだ。

もしこのマジック・クエスチョンで何も思わなかったなら、次の質問がある。これらに答えてほしい。

「来年目が見えなくなってしまうとしたら、今年どこで何を見たい？」

「来年外に出かけられなくなってしまうとしたら、今年どこに行きたい？」

「来年何も食べられなくなるとしたら、何を食べたい？」

「来年誰にも会えなくなるとしたら、今年会っておきたい人は誰？」

答えから、君が本当に見たいものや行きたいところ、食べたいものや会いたい人がわかるはずだ。

君はもしかしたらまだ考えたことがないかもしれないが、実は人間の死亡率は100％なのだ。これを書いている僕はいずれ死ぬ。そして読んでいる君もまた、必ずいつか死ぬのである。

この「人生の締め切り」が来る前に、やりたいことをやっておかねば。僕はそう思い、この本を書き始めたんだ。伝える前に死んでしまったら、何も伝えられないからね。

10 「今やりたいこと、本当にやってるの？」
――がん患者の問いかけ

生涯忘れることのできない「敗北」

2006年5月。生涯忘れることのできない「敗北」の月。

僕は中学2年生からサッカー部に所属し、ゴールキーパーという、あの大きなサッカーゴールを守るポジションをやっていた。

なぜ中学1年からではないかというと、はじめは陸上部に入っていたからだ。

小学生の頃、病的なまでの安全主義の父の「自転車禁止令」のせいで、僕は自転車を持つことができなかった。友達と遠出する時はいつも、みんなが自転車で行くところを僕は走っていた。横浜市のはじっこにあった僕の町の広大な田んぼの中も、ニコンの工場前も、住友重工の工業用ビルの合間も、全部走った。

もちろん自転車の速さに敵うわけがない。屈辱だったが、追いついてやる、と必死に走った。すると僕の足は速くなり、リレーの選手に選ばれるように。中学でもその勢いで陸上部に入ったのだ。

しかし陸上部では、すでに大人の体のような同級生が何人もいて、勝ち目がない。そんな頃、サッカーのプロリーグであるJリーグが始まった。テレビのゴールデンタイムでもいつもJリーグの試合をやっていて、日本中がサッカーに夢中だった。

中でも僕が魅了されたのが、足しか使えないサッカーで唯一、手を使ってゴールを守るゴールキーパーだった。軽々と横っ飛びをし、シュートされたボールをゴールから弾き出す。僕はサッカー部に転部した。

進学校で、練習時間も短く、なよなよした生徒ばかりの僕のチームはかなり弱小だった。鹿児島大学でも医学部のサッカー部に入り、結局6年間ずっとゴールキーパーをやった。

サッカー部の練習は厳しい。週に5日も練習をし、土日には試合もしばしば。遅刻は厳禁で、もししてしまったら練習の間中サッカーグラウンドの周りを走り続ける。

生活のほぼすべてはサッカーで埋め尽くされた。

医者になるために、サッカーを頑張ることの意味は何か。

意味などない。サッカー選手になるのでもない僕らは、それでも必死にボールを追いかけた。

僕の11年のサッカー人生の集大成と言うべき、最終学年での九州・山口医科学生体育大会。会場は地元・鹿児島だ。何百回も優勝を念じ、これまでで一番練習に打ち込んだ。チームの仕上がりはかなり良かった。

一回戦は大分大学だった。強豪ではない。グラウンドの周りにはたくさんの同級生や後輩が応援に駆けつけてくれた。

前半に、ありえないミスで一点を取られる。

そのまま点を取り返すことはできず試合は終了し、まさかの初戦敗退。

どうしようもないくらい、僕らは負けた。その後のことはまったく覚えていない。

医者になってから気づいた。

「意味のないことを一生懸命やることには、意味がある」ことに。

暑い日に、砂埃舞う中、横っ飛びをしてボールをつかむ。悔しいと泣く後輩の背を叩く。

僕の心の宝物として、今も大切にしまっている。

意味のないことに打ち込むことの意味とは？

前回の手紙で、「何かに夢中になれ」と僕は言った。それについてもう少し詳しく考えてみよう。

君の選んだ「何か」（僕の場合はサッカーだった）は、君の将来にどんな意味を持つだろうか、というお話だ。

僕は、プロのサッカー選手になるつもりはなかった（つもりがあってもなれなかっただろう）。

だから、中学、高校、大学と合計11年間も週5日サッカーをやったのは、壮大な時間の無駄だという見方もある。せいぜい、体が少しだけ頑丈になったかもしれない。

でもじつは僕はそんなに体力はないし、運動をしてこなかった人よりもしょっちゅう風邪を引くから、その意味はあまりなかったかもしれない。

でも、僕はサッカーを夢中でやった。

学生だった頃は、楽しくてしょうがなかったからやったんだけど、大人になってから振り返ると、この「意味のないことを一生懸命やること」に重要な意味が二つあることに気がついた。それについて説明したい。

「意味のないことを一生懸命やること」。

まず一つは、「何かに全力で挑戦した経験」を何度もしたことで、僕の体に良いクセとして身についた、と言える。

挑戦というのは、小さい大会で優勝したい、とか強豪校に勝ちたい、とかいろんなものがあった。

結果は、成功も失敗もあった。

成功は自分への強い自信になる。「俺は、本気を出せば狙った目標にしっかりと到達ができるのだ」という自信だ。

これは、僕が外科医を目指す時だとか、初めて本を書いて出版を目指す時、小説を書いて出版を目指す時にとても大きく貢献した。この自信があるから、33歳で「自分の書いた本を世に出そう」などと無謀なことを始められたのだ。

もちろん、挑戦の中には本気でやったのにまるでダメだった、苦しい経験もある。

こういう経験は、「人生への達観」になると僕は思っている。達観とは、「ああ、人生ってのはなかなかうまくいかないもんだな」という気持ちだ。

これは決してネガティブなものではなく、レジリエンスと言うべきものである。

レジリエンスとは、立ち直る力のことだ。たとえ強風が吹いてもボキッと折れず、ぐわんとしなって風が止んだらまた元通り、という心を作ってくれる。

前に僕は成功も失敗もあった、と書いたけれど、僕は失敗とは思っていない。不成功だったけれど、僕はその結果をきちんとこの身に染み込ませたのだ。負けたことがある、その経験が僕の精神をしなやかでしつこいものにしてくれたのだ。

33歳で本を出そうと思った時、10社以上の出版社から無視をされた。

たまたま「私の弟が中山さんと同じ高校出身なんです」という編集者さんに、「まず一冊分書いてください。出版は約束できませんけど」と言われ、1年かけて書いた。それを読んでもらえたが、さらに半年以上待った結果、ボツ、つまり出版はできませんという結果だった。

たぶん、100人いたら99人が止《や》めていたと思う。それでも僕は諦めなかった。

その5年後、小説を書きたいと思った。今度は編集者さんが見てくれる確約をくれたが、書いても書いてもボツになった。その人（幻冬舎の小木田順子《こぎたじゅんこ》さん）から来たメールはこうだ。

「話がつまらない。キャラクターに魅力がない。何が言いたい小説なのかがわからない。文学的表現ごっこをしているようだ」

これをもらって書き続けられるメンタルの持ち主はいない。僕も1ヶ月は落ち込んだ。

しかし、立ち直ってまた挑戦し、再びゼロから書き上げた小説はさらにボツになった。ショックでまた1ヶ月落ち込んだ僕は、再び立ち上がるともう一冊書いた。

これが出版のハードルを超え、世に出てテレビドラマ化され、シリーズ化して今では55万部を突破する大ベストセラーになったのだ。

新しい勉強に挑戦する、新しい仕事に挑戦する、新しい土地に移り住むことに挑戦する……。こういう挑戦のための力が蓄えられるのは、「意味のないことを一生懸命やること」をやったからである。

「本当にやってるの？　ねえ、本当に？」

この話を編集者さんにしたら、

「中山さんが小説に向かうモチベーションは『レジリエンス』では到底表されない。異常なまでの執念。どうしてそんな熱量が保てるのか」

と言われた。正直に白状しよう。

僕は、先ほど話した初めて書いた本『幸せな死のために一刻も早くあなたにお伝えしたいこと』(幻冬舎新書)を出版した頃、ある一人の女性と友達になった。山下弘子《やましたひろこ》という名前の、23歳の女性だった。

彼女は19歳で肝臓がんを患い、あわや死ぬ寸前というところで手術を受け救命されたのち、抗がん剤治療を受けていた。

僕は弘子ととても気が合い、仲良くなった。

他の友人と一緒に富士山に登ったり、恋愛相談をしたり(僕が相談することが多かった)、食事をしたりしていた。お互いに兄貴分、妹分と呼び合い、恋愛関係になったことはない。たぶん、ウマが合ったのだ。

弘子は、がんが進行するにつれ、体調を悪くしていった。痛みや苦しみで泣きながら電話が来たことも1回や2回じゃない。

弘子は、僕の本(一冊目のエッセイだ)を読んで電話でこう言った。

「この本には、来年死ぬと思って今やりたいことをやりなさいって書いてあるけど、じろゆー（彼女は当時、僕をこう呼んだ）は本当にやってるの？　ねえ、本当に？」

何を言ってるんだ、やってるよ、とその場では答えた。

でも、本当に命懸けで治療をしている弘子に言われると、「でももう一度考えてみる」と言わざるを得なかった。

それで、2週間の間必死に考えた。僕は三十数年生きてきて、医者になり、念願の本も出すことができた。で、来年死ぬとしたら、今どうしてもやりたいことってなんなんだろう。厳しい自問自答だ。

そうしたら、僕の心の奥底にある井戸のさらに奥、一番深いところから湧き上がってきたのが「小説を書きたい」だったのだ。

僕は正直言って驚いた。だって、そんなこと思ってもみなかったから。

海外に行きたいとか、小児科医になりたいとか、そういうことだとばかり予想していた。

小説家になった今、雑誌のインタビューなんかで聞かれる。

「なぜ小説を書くんですか？」

僕は答えに窮《きゅう》する。「小説を書きたいから」より手前の理由がないからだ。

小説を書きたいから、小説を書いている。そうとしか答えられない。息が苦しいから息を吸う。腹が減ったから食べる。そういう原始的なレベルでの欲求なのだ、僕にとって小説を書くことは。

だから、幻冬舎の小木田順子さんにクソミソに言われても何度でもやったんだと思う。死ぬ前に早く書かないと、急がないと俺死んじゃうから！　という気持ちだ。人から見たら執念なのだろうか。

僕が小説を書くのは、山下弘子への感謝の気持ちでもある。彼女が亡くなった今でも、書いている理由は、「弘子があぁ言って、真剣に自問自答したら小説を書きたいと思ったから」なのだ。

なお、小説に出てくる若きがん患者の向日葵《むかいあおい》は弘子がモデルだ。彼女はヒマワリがよく似合ったので、漢字の向日葵《ひまわり》をそのまま役名に使った。

第2幕

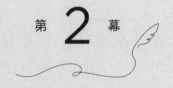

飛躍をめざすのなら

医師国家試験への挑戦

1 君はなぜ働くのか
——天職と出会う唯一の方法

ごめん、眼科教授

2005年、僕は鹿児島大学医学部5年生になり病院実習が始まった。それまでずっと教科書で勉強していた内容が、ついに現実のものとなるのだ。

今はない「霧島リハビリテーションセンター」から始まった僕らの病院実習は、約1年半もの間続いた。

実習は、内科・外科がそれぞれ4週間ずつと長く、それ以外の科はだいたい2週間ずつになっている。慣れぬ白衣を着、聴診器をポケットに入れて、班のメンバー四人で指定された集合場所に行く。朝早いところでは7時集合という科もあったが、だいたい9時くらいであった。

その頃、興味があったのは産婦人科、外科、小児科、精神科だったが、実際に実習をするとそれまでのイメージが大きく変わった。

産婦人科では学生も宿直があり、病院に泊まり込んで真夜中のお産を見学させてもらった。

背の高い美人の女性医師が、初めて見るお産に目をうるませる僕らに言った、

「産婦人科って良いでしょ。ここはね、病院の中で唯一、心から『おめでとう』って言えるところなの」

を今でも覚えている。

たしかにそうかもしれない。病院というところは、平常時よりも病める人が、あるいは、社会が求めるよりも機能が低下した人が集まる場所だ。そこから復帰することをもって、おめでとうとは心からは言えないのかもしれない。

とにかく僕は産婦人科に強く興味を持った。

続いて行った内科は、納光弘《おさめみつひろ》教授が車に学生を乗せて病院実習に連れて行ってくれた。学生にとっては伝説的なスターだったので、運転する納先生の、隣の助手席に座った僕

は身を硬くした。教授室ではご自身が描いた桜島夜景をお見せいただき、深い青の美しさに思わず「きれい。写真みたい」と呟くと、

「写真じゃあこの色は出せないんだよ」

と言われ、語彙《ごい》の乏しさを恥じた。

そんな甘美な思い出もあるかと思えば、ある中年の男性呼吸器内科医二人と病院食堂で食事を取ることになり、いなりを食べていた太っちょから、

「おいお前、俺のいなりを食え」

と突然言われて殴ろうかと思ったこともあった。今思えば、やっぱり殴っておくべきであった。調べたらもう大学には在籍していない。

小児科では、今の私と同じくらいの40歳前後だろうか、生真面目な痩せた短髪指導医がついた。年端《としは》も行かぬ子が重い疾患で長期入院を強いられる厳しい現場は、指導医の我々学生への指導も厳しかった。

「データは？」「なぜそう思うの」「自分の頭で考えなきゃ」

その時指導された、「血中濃度を測る必要がある薬」がのちの医師国家試験で出題された。

精神科は、大学病院だけでなくさまざまな施設に行かせていただき、実習することができた。

「人の心の構造が知りたい」という学問的興味はあったものの、なんとなく雰囲気に馴染めない。自分がここに来たら浮きそうだな、と感じた。

最後の消化器外科では、サッカー部OBの先生がいらして直接お話を伺ったり、わかりやすく説明をしてくれる手術見学、それに主催の学会で錦江湾クルージングをし、海外のドクターと酒を飲むなど、勢いも雰囲気も最高だと思った。

僕は外科医になりたい。

そう思ったのだった。

今でも申し訳なく思っているのは、眼科の実習だ。そのころ精神的に不安定でどうしても朝大学に行く気になれず、実習のほとんどをサボってしまったのだ。人づてに「中山は留年させると教授が言っている」と聞き、戦々恐々としていたが、しっかり進級させてくれた。すみませんでした。

仕事は楽しいかい？

どんな仕事を選ぶか。これは、人間にとってとても大切なことだ。

ほとんどの人は20代から65歳の定年まで、40年以上を一日中仕事に費やす。ずっと不満を抱えて働くか、これこそが天から与えられた仕事だと思い働くか。

今ピンとこなくても、高校生や大学生になったら、ここを思い出してもらえたら嬉しい。

僕の話をしよう。僕が外科医を選んだ理由は、たった一つ。「カッコイイから」だ。苦しむ人をメスで切り、治し、感謝され、夜は大酒を食らう。翌朝にはケロッとまた手術をしている。僕はこの不思議な人種に憧れ、自分もそうなりたいと強く願った。

外科医になりたい。そう思うだけでドキドキしたものだ。

メス、とかなんとか言って手術を執刀する自分。自分にしかできない手術をやり、難病の患者さんを救う。いかにも浅い話だが、僕の中のヒーロー願望にぴったりマッチしたのだ。

外科医になるためには、難しい試験や手先の器用さが試されることがあるか、と聞かれることがある。

だが、実はなんの試験もなく、医師なら誰でも外科医になることができる。

だから、外科医になってから外科医を辞める人は少なくない。今、僕は医者になって18年が経ったけど、外科医として一緒にスタートをして今も同じような外科医をしている人は半分以下だ。

みな、途中でメスを置き、別の仕事をする。

なぜだろうか。

理由はたくさんあるけど、一番はきっと「外科医はツラいから」だ。

外科医である自分が言うのはカッコ悪いのだが、外科医はツラい。こんなにツラいことがあるのか、と思うくらいツラい。もちろん、この世のどんな人だってツラいし、どんな仕事だって大変なのはわかっている。でも、外科医には独特のツラさがある。

僕はよく、外科医の仕事を三つに分けて説明する。三つとは、「肉体労働」と「頭脳労働」、それに「感情労働」である。

外科医は立ちっぱなしでトイレもご飯も我慢したまま5、6時間も手術をするから、

「肉体労働」が大変そうなのは想像がつくだろう。それに加えて、真夜中に呼び出されて緊急手術をすることだってある。

立っていられないくらい眠いのに、人の命を左右するような精密な手術をしなければならないのだ。これはかなりしんどい。

「頭脳労働」については、たとえば内科医ほどではないが、けっこう頭を使うことになる。難易度の高い患者さん、たとえば2ヶ所にがんが見つかってしまい、どちらを先に治療するか、など考えることがある。

さらに、外科医は日常的に英語の論文や教科書を読み（日本語しか読まない人もいるが最先端の情報はすべて英語で書かれている。たとえ日本人が書いたものであってもだ）手術や治療法について学んでいる。読み慣れるまでは、かなりの苦痛だった。

加えて、手術中にも実は頭を使っている。人体というものは、「大まかには構造が似ているが、細かいところは全員異なっている」ものだ。

さらに病気ができる場所やその患者さんの持病もそれぞれだ。すべてを加味して、最善の方法でしかも最短の時間で終わるようなルートを、手を動かしながら考え続けているのだ。

長い手術が終わったあとに、手術室の片隅で座って眠ってしまうようなことがあるのだが、それは肉体の疲労というよりは頭脳が疲れ果てた結果である。

そして、最後の「感情労働」について。これは、簡単に言えば「精神的なストレスがたまる仕事が多い」ということだろう。

たとえば、僕は朝病院に着いてすぐ、入院患者さんから

「先生、まだ退院できないんですか。おかしくないですか」

と問い詰められる。前にも説明しましたよね、という言葉を飲み込んでお話をする。9時に始まる外来診察室で、

「あなたは検査の結果、がんにかかっていることがわかりました」

と伝えて泣き崩れられる。その次の患者さんには、

「あなたは手術をして半年経ち、がんが再発してしまいました」

と伝え、

「手術ミスではないのですか」

と問い詰められる。同じようなことがあと3件くらいあって、昼ご飯を食べてから手術をする。夕方、また別の患者さんとその家族に、

「あと2ヶ月の命です」

と告げる。こんな具合だ。心もまた、ヘトヘトになる。

なにより一番つらいのは、自分のふるったメスで人を死に至らしめてしまうことだろう。長くやっている外科医で、この経験を持たない者はいない。

非難されるからつらいとか、遺族から訴えられるのがきついとか、そういうことではない。両肩にずっしりと乗った重しのように、許されぬ業として生涯抱えていくものだ。すみません、助けられなくて。あの時ああしていたらもしかしたら、と僕はしょっちゅう夢に見る。

選んだ選択を正解にする

外科医になってから、この職業の激しさを知った。さらにこの上には、とっても厳しい職人気質の上司が怒鳴ったり馬鹿にしたりしながら指導をしてくれるのだ。

ツラいから外科医を辞める、とは言わないが、きっとそうだろうなと思う友人が何人もいた。

その中で僕が生き残ったのは、なんでだろう。

たぶん、僕は自分が成長することをとても楽しく感じるタイプの人間だったからだ。まるでゲームのキャラクターを育成しているようなものだ。薬を知らないから、勉強して覚える。メスの持ち方がわからないから、教わる。鼠径《そけい》ヘルニアのような比較的小さい手術ができるようになったら、次はがんの手術ができるようになる。

たくさんの階段を一つずつ登り、僕は自分の専門分野では一流と言われる外科医にひけをとらない手術ができるようになった。こんなに楽しいことはなかった。不謹慎だと思う人もいそうだが、自分の成長が患者さんの利益につながるのだから良いのではないかな。

もちろん、僕という人間が外科医の仕事に「向いていた」のは間違いない。

僕は小さい頃から運動が好きで中学から大学まで週5回サッカーをやっていたから体力はあった。おまけにチームプレイだから人と歩調を合わせるのも苦手ではなかった（外科手術はだいたい三人で行う）。

バイオリンを習っていたから手先もそんなに不器用ではなかったし、高校でやっていたドラムスも左右の手をバラバラに動かす訓練になった。記憶力はそれほどいいほうではないが、調べた情報をすぐに取り出せるような工夫で補えた。感情も、共感力は高く傷つきやすい人間ではあるが、どこかで他人事と捉えることによって自分の精神を守るようなすべが僕には自然と備わっていた。

ラッキーだった、と思う。

その一方で、候補に上がっていた小児科、精神科を選ばなかったその時の自分を褒めている。

僕がやろうと思っていた白血病を専門とする小児科は、子供が死んでしまう科だ。僕は子供がとても好きだから、他人事として距離を置くことができず続けられなかっただろう。精神科もまた、しんどそうな方々の診察を続けたら自分も精神のバランスを崩したに違いない、と思う。

そして、僕の信条「選択とは、何かを選ぶことではなく、選んだものが正解だったと現実世界を捻じ曲げる覚悟のこと」により、もしかしたら自分を無理やり外科医に合わせて行ったのかもしれない。

いずれにせよ、これは天職だと思う。なかなか辞められない。

2 人の気持ちを考えるとはどういうことか
――仙人医師の教え

島の仙人医者

2006年、僕は鹿児島大学医学部の最終学年である6年生になった。「ポリクリ」と呼ばれる各科での病院実習も終わり、なんとなく医者というものがどういうものか遠くに見えてきた気がしていた。

5年間で受けた何十個もの試験で同級生の1割は留年し、下の学年になっていた。ギリギリではあったが、よくぞ留年せず6年生になったものだ、と安堵したわけではない。これから医師免許をもらうまで、医学部時代でもっとも高いハードルが二つあるのだ。

一つ目は卒業試験だ。医学部はふつう、卒業するための試験に合格せねば医師国家試験の受験資格が得られない。その代わり卒業論文というものはない。

卒業試験は当時、9月に行われていた。それに向けて、ひたすら過去の問題を解き学んでいく。

僕ら6年生には自習室という十人収容できる小部屋がすべての学生に与えられていた。僕はサッカー部やテニス部、バスケ部などの連中や、以前ここにも書いた人情派の浦田など、男ばかり十人で一部屋をもらった。

それほど広いわけではないが、小さい冷蔵庫と二段ベッドを置き、僕の席は窓側にした。小学生の頃から窓の隣の席が好きなのは、逃避願望の表れだろうか。勉強の合間には窓の外の南国の初夏を眺めた。

男だらけのむさいこの部屋は、成績上位グループと下位グループに分かれていた。僕は下位で、小説『泣くな研修医』主人公のモデルとなった鳥居《とりい》や浦田、それに小太りの太眉熊本人・江藤《えとう》としのぎを削っていた。学年90人のうち、だいたい70位以下だろうか。

6年生の4月から大学病院の実習は「好きな科を1ヶ月単位で三つ回って良い」システムになった。

僕は緩和ケアを学びに東京の聖路加《せいるか》国際病院へ行き、今は亡き日野原重明《ひのはらしげあき》先生と一緒に緩和ケア病棟を回る機会に恵まれた。

「生き方上手ってのはね、最期が肝心なんだ」

と、末期がん患者さんに語りかける日野原先生の横顔が忘れられない。

その次は屋久島の診療所に実習に行った。

仙人みたいな老医師に連れられて漁師さん宅でいただいた生の鹿肉は旨かったが、学んだばかりのE型肝炎など感染症は本当に怖かった。

診療所を作っていたらしく、モッコで土を運ぶ土木作業を手伝わされたが、

「世間知らずのまま医者になるお前らにはこういう経験も必要だ」

と仙人先生は言った。離島の医者はカッコいい、素直にそう思った。

かくして卒業試験の勉強はすこぶる遅れた。

加えて8月の大会まで続けた週5日のサッカー部練習も災いし、卒業試験はかなり厳しい戦いだった。とんでもない量の暗記のため、直前まで一日18時間の勉強を毎日続けた。

上位グループに教えを請うことも多々。窓の外を見る余裕はなかった。

ついに迎えた本番の3日間、朝から晩まで問題を解き続ける。自己採点ではギリギリだったが、まるで走り高跳び選手が棒を越えるような具合でなんとか合格した。落ちた者

は1ヶ月後の再試験を受けていたが、僕らはつかの間の休息を味わった。

それから始まる国家試験への地獄の猛勉強生活を、まるで忘れたかのように。

君への手紙

島の診療所で学んだこと

このエッセイが新聞に掲載された2週間後、仙人先生から手紙が来た。

「一番頭に来るのは〝老医師〟。当時私は58歳。青年と思っていた時期だからなおさら。中山は人を見る目がなかった、まだ青かったのだと、そんなことを、聞かれた人に言ってうっぷんを晴らしています」

まずい、怒っている。手紙は、「本当にこき使ったか、記録を調べたら本当に手伝わせていた」ともあり「鹿児島に来る機会がありましたら、声をかけてください。ただし生きていたらね！」と〆られていた。

ウィットに富んだ人であった。

医者に限らず、どんな職業であっても、広く世間を知るのは大切なことだ。

特に公然の秘密になっているような本音と建前が、この世界に無数に存在することは知っておいたほうがいい。

その上で、君の生活がいろんな人のおかげで成り立っていることを身をもって知るべきだ、と島の仙人は言いたかったのだろう。

土木工事をやる人がいなければ建物が作れない。診療所がなければ診察はできない。猟師（本文では漁師《りょうし》とあるが正確には猟師《りょうし》だった）さんがいなければ害獣駆除ができず、田畑被害や人への被害が発生する。

社会の構成を知り、いろんな人がさまざまなところで大変な仕事を担っていて、どんな職業だってつらさがあることを知る。これは、想像力を鍛えるためには必須のことだ。うだるような暑い真夏の8月の終わりに、凍えるような2月の寒さを想像するようなことだ。

特に医師や、社会のリーダー的な立場になる人は、大変な生まれ育ちをし、努力をする機会さえなく一生苦労をしている人が大勢いることを知るべきだ。

このことを幻冬舎社長の見城徹《けんじょうとおる》さんは「片隅の人の気持ちを考えろ」と言う。これなくして、人に優しくすることはできないのだ。

見城さんは、時の総理大臣であっても、SNSでのみ知り合った匿名の僕であっても、まったく対等に接してくれた。それどころか、見ず知らずの僕の本を世に出す、と決めて行動してくれたのである。これは極端なすごい人の例だ。

医者になって白衣を身にまとい、医療関係の人とだけ仕事をしていると外の世界が見えない。

医者は病院でちやほやされ、先生と呼ばれ、患者さんから頭を下げられるから、自分は偉いのだと勘違いをしてしまう。もしかしたら僕は今でもまだ勘違いをしているかもしれない。

でも、日々じゅうじゅう気をつけているのだ。

我が家のトイレにかけているミレーの〈晩鐘《ばんしょう》〉という絵は、農夫が夕暮れに祈りを捧げているシーンだ。僕はトイレに入るたびに、みな、このようにして必死に生きているのだ、自分だけがツラいなんて思っちゃいけない、と自戒している。

「先生と　呼ばれるほどの　馬鹿でなし」という川柳を片時も忘れてはいけないのだ。

3「成功」は人を幸せにしない

医師国家試験へ挑む01

2006年10月。医学部の最終学年である6年生で、卒業試験に合格した僕はついに「あの」試験に向けて勉強し始めた。

医師国家試験である。

日本で医師になるためには、日本の大学医学部を卒業し、この試験を受けて合格せねばならない。それ以外の方法は、海外の医学部を卒業し厚生労働省の試験を受けてから、やはりこの医師国家試験をパスするしかないのだ。

それ以外の者が日本で医師、あるいは類似した呼び名で仕事をすると法で罰せられる。

国家が認定した者以外が医業を行うことは、厳しく禁じられているのだ。

合格率は毎年90％と知り、僕は衝撃を受けた。

高すぎる、ではなく、低い、と感じたのである。全国の医学生が毎日勉強し、それでも1万人中1000人ほどが不合格となるのだ。

さらには、一度不合格だった学生はまた次の年に受験できるのだが、その合格率は50％まで落ち込むということだった。

つまりこれは、一度たりとも落ちてはいけない試験だ。

ここまで来て、医者になれないという可能性がある。

法学部を出て司法試験に合格しない人はいるし、そもそも受けない人だってたくさんいる。が、医学部を出て医師国家試験に合格しない人には会ったことがない。全国には1万人以上いるのだろうが、どんな生活をしているのかも想像できない。そう思っていた。

44歳になった今は、医師国家試験に一度落ちて翌年合格した人も知っているし、受けるのをやめて別分野で活躍している人も知っている。が、当時はそんなことは思いもよらなかった。

ここまで来て、医者になれない。

丸坊主になって勉強をした浪人の2年間、勉強し続けて無数の試験に合格し続けた医学部の6年。ここまで来て、医者にならない選択肢はない。

他の学部と異なり、医学部は入った時から医者になるべく職業訓練を受け続けるのだ。

「絶対に落ちることのできない試験」

そんな恐怖が、僕ら6年生を覆っていた。

僕は、朝は6時から、夜は23時まで桜ヶ丘にある医学部キャンパスの自習室にいた。

そして週末には必ず息抜きのため飲みに行った。殺気立った同級生と行っても息が詰まるので、鹿児島銀行勤めの友人と高校教師の友人とよく行ったものだった。酒を飲んだ翌日にも、必ず6時には勉強を始めた。

あっという間に12月が終わり、新しい年がやってきた。

僕が医者になるか、浪人になるかが決まる年だ。

恒例の年末年始の帰省はせず、僕は鹿児島で勉強し続けた。落ちるわけにはいかなかった。

1000を超える病気。それらの原因や症状、治療法を、自作のゴロで頭に叩き込んだ。暗記は苦手だったが、そんなことは言っていられない。

かくして2月、医師国家試験の本番がやってきた。

鹿児島大学医学部の学生は、熊本大学と一緒に受験することが決まっている。6年生みなでバスに乗り込む前に、サッカー部の後輩が30人ほど集まり大騒ぎをしてくれた。激励の品として、駄菓子、飲み物、ホッカイロ、はちまき、タオル、そしてなぜか大きなくまのプーさんのぬいぐるみを受け取った僕は、後輩に芋焼酎をその場で1合飲まされ（そういう伝統だった）、バスに乗り込んだ。

バスの中は当然シラフで、全員が手元の教科書に目を落としている。同様に後輩に飲まされたサッカー部の男だけが赤い顔だ。

ふわふわと酔った顔を、窓から出す。

よく晴れた日だった。気炎を吐く桜島は、「お前なら大丈夫」と言ってくれた。

君への手紙

頼りない記憶力で挑む

僕は試験強者ではなかった。

中学受験こそ神奈川県ナンバーワンの聖光学院にギリギリ補欠で合格したけど、たぶん優秀な兄が2学年上にいたことが大きかったと思う。中高時代は、中山は目立つけどなにせ頭が悪いからな、と言われていた。

大学受験では2年の浪人で医学部に5回も落ち、第一志望だった千葉大医学部にも落ちた。

大学時代の試験も留年こそしなかったがかなり苦戦をし、よく再試験を受けさせられたものだ。

小学校、中学校、高校、そして大学受験までは個人競技だ。自分の暗記力だけがものを言う。僕はこれが苦手でしょうがなかった。人の倍の時間をかけなければ、人と同じだけの暗記ができなかったんだ。

自分の頭脳がその程度だと気づいたのは高校生の頃。聖光学院は進学校で、一緒に勉強していたやつらの何人かは現役で東大に行った。そんな男たちと比べるから、余計に自分の出来の悪さがきつかった。

なんで「調べる力」とか「いろんな人と友達になる能力」、「みんなで作る能力」などがテスト項目にないんだろうと不思議に思った。が、そう決まってしまっているのだから仕方がない。

共通試験（僕らのころはセンター試験と呼んだ）で70％程度しか得点できずに浪人してしまい、「90％以上の点を取らなければ医学部には入れない、つまり医者になれない」という現実を突きつけられた。

18歳のその春の日、僕は腹をくくった。

やるしかない。医者を諦めないのであれば、この頼りない頭脳でいくしかない。人の倍の時間が必要なら、倍の時間をかけて勉強するしかない。

僕は、その日から、とにかく長い時間を勉強に費やした。電車ではもちろん、歩きながら、トイレで、風呂で、食事をしながらずっと勉強をした。それでも医学部に入るのに2年も余計にかかった。

でも、大学に入ってからの勉強は楽しかった。何度、夢に見たかわからない、その字を書くだけで心拍数が上がる医学というものを、学べるのだ。

覚えが良くなったわけではないけど、大学では僕なりに一生懸命学んだ。

医学生のうちの無数の試験たちは、相変わらず暗記力を要求されるものだったから、苦戦はした。

6年の最後である医師国家試験の勉強は、18年経った今でもたまに夢に見る。恐怖に泣き出すやつ、パニックになって夜に彼女を鹿児島から呼び出すやつ、試合中にトイレで吐くやつ、いろんなことがある3日間の試験だった。

ここまでの試験は、100メートル走とか水泳自由形みたいな、まったくの個人競技だ。社会人になって、僕の場合は医者になってからは、個人だけではどうしようもないことが多くなる。友人が「社会人はチーム戦」と言ったが、本当にそうだ。ここには暗記力以外の能力が必要になる。

たとえば、適切な人に助けを求める能力。相談したらきちんとお礼をする能力。相談できるような友達を作る能力、などだ。

もしかしたら僕は、チーム戦のほうが得意だったかもしれない。とても幸運なことに僕の周りには僕を引っ張り上げようとしてくれる人や、僕が幸せになるように努力してくれる人がいた。どれほど恩返しをしてもしたりない人が、僕の人生には何人も登場する。

「勝ち」にこだわる看板をおろした

そんなふうにしてこれまで100戦のうち50勝50敗くらいで、僕はなんとかやってきた。

そうして年を重ね、40歳を過ぎる頃にこんなことに気づいた。

「勝ち負けにこだわることは、何かを成し遂げる上でとても大切なことだ。でも、異常なまでにこだわると精神が破壊される。この世で勝ちまくった人はいずれ精神に変調をきたす。そこまでして勝ちたいかどうか、自分の頭で考えて決めなければ」

僕の30代は、勝つことが多かったと思う。

医者として専門医の資格を次々に取り、技術を高めた。作家としては初めての本を出し、小説を書いて出し、ドラマにもしてもらい、『泣くな研修医』シリーズはベストセラーになった。医学書も書いた。

でも、あまりに忙しくて自分の生活なんてどこにもなかった。

そうして僕は、そこに家事育児という仕事が加わり、心が壊れる寸前までいった。あまりに多くのことをしたから、いつどうやって休んでいたのか思い出せない。

そうして気づいた。

そうか、「勝ち負け」と「幸せ」はまったく別のものなのだ、と。

勝ちまくった人が幸せだろうか。羨ましいけど、幸せそうには見えない人ばかりだ。有名人なんて離婚したり薬物をやったり、プライベートを暴かれたり、嫌な目にあってばかりではないか。

僕は、はるか遠くに掲げた目標の「勝ち」という看板を外し、代わりに「幸せ」に掛け替えたのだ。

君はどう思うだろうか。

そんなのは綺麗事だ、負け犬の論理だと思うだろうか。

もちろんそれでも構わない。あくまで「僕がそうだった」というだけだから。君の、君なりの看板を掲げてほしいと僕は思う。

僕はともかく「幸せ」にフォーカスすることにした。もう少しわかりやすく言うと、「自分と自分の家族の幸せを第一に追求する」だ。

当たり前じゃないか、と思うかもしれない。でも、そうやっていない人、自分の幸せを追い求める人がいかに少ないことか、も知っておいてほしい。

僕が「幸せ」を追い求めることになってどう変わったか。

勝っても負けても、「まあこんなもんかな」と冷静に見つめることができるようになった。いろんな勝負はあるけれど、その中で、幸せが最大限になる選択肢はどれかな、と考えるようになったんだ。

これは大きな変化だった。自分が本当にやりたいことだけをやる、と決めたのだ。

僕は今、いろんなお医者さんと一緒になって本を作っている。その人に、「初めての教科書を書きませんか」とおせっかいにも持ちかけ、一緒に内容を考え、出版社の編集者さんとともに原稿を磨き上げていく。

けっこうな時間と労力を使っているが、僕は一円もお金をもらっていない。これをやっているのが楽しくてしょうがないからだ。メジカルビュー社という医学出版社の三人の編集者さん（加賀さん、山田さん、小澤さん、めちゃくちゃ有能な人たち）と一緒に仕事をする幸福もある。

他にも、大学で学生さんに講義をしている。いただくお金は学生のアルバイト代より安い。それでも、幸せを感じるから引き受けるようにしている。

4 運が味方する生き方
——幸せの総量が増える思考

医師国家試験へ挑む02

2007年2月。とうとうあの試験がやってきた。医師国家試験だ。

受験者数は全国で約1万人、合格者は9000人。国内の医学部に合格し、進級し、卒業試験に合格した者だけが受験できるこの試験、1000人は不合格になる。日本国家から「医師になってはならない」と言われるのだ。落ちた者は1年後に再受験をすることになる。

僕ら鹿児島大学医学部の6年生約90名は、試験本番2日前に熊本入りした。

医師国家試験専門予備校が開く「直前講習」などという、心を惑わせる「試験に出るかも情報」満載のビデオ講義を受ける。僕は眉唾で見ていた。医師国家試験の問題情報が漏洩するはずはないし、うさん臭い風体の講師が知るはずもない。

だが、これは受験者の9割が合格する試験だ。みなと同じ行動をしていれば受かるし、違う勉強をしたら落ちる。そんな集団心理で、高い金を払ってしぶしぶ受講した。

かくして本番の日がやってきた。

会場の崇城《そうじょう》大学へと向かうバスの中は静まり返り、みな手元の参考書に目を落としている。そんな同級生たちにうんざりした僕はイヤホンで竹内まりやの歌を聴きながら、窓の外を流れる冬景色を見ていた。

今さら勉強したって変わらない。あと1点で合格するようなやつは、落ちたほうがいい。そんな、根拠のない自信がみなぎっていた。

会場に入ると、僕ら受験生がずっこける事件が起きた。

試験には、「こういう治療を選んだら患者さんが死ぬ」というような、絶対に選んではいけない選択肢がひそんでいる。これは「禁忌肢《きんきし》」と呼ばれ、禁忌肢を三つ以上選んでしまうと、他の点数がどれだけ良くても必ず不合格になるシステムだった。

そりゃたしかに「カリウム製剤を静脈注射する」など、人が死ぬ選択肢を選ぶような人は医者になってはいけないが、うっかり選んでしまうとこれまでの超長時間の勉強が水泡《すいほう》に帰《き》す。まさに禁忌だ。

ところが、会場で案内された売店の黄色い看板には、大きく「キンキ」と書かれていた。ある者は笑い、ある者は眉をひそめ、またある者は気づかぬふりをした。

半分くらいの学生は「キンキ」で飲み物などを買ったが、験担ぎのために「キンキには絶対に足を踏み入れない」と決め込んだ者もまた多かった。それほど必死だったのだ。

僕ら仲間うちはというと、大笑いをして「キンキ」に入りお茶を購入し、店の前で記念撮影をした。

成績としては決して余裕のある者ばかりではなかったが、そんなあっけらかんとした男たちだった。

朝8時半に教室に入る。カンニング防止のためだろう、鹿児島大学、熊本大学の学生が交互に座る。熊本大学の唯一の友人である、細身美人のナカマちゃんが僕の席に来てくれ、二、三話すが、お互いぎこちない。

そうこうしていると、官僚然としたダークスーツの男が分厚い封筒を携えて入ってきて、教壇の前で、「それでは席についてください」と言う。

かくして、3日間の死闘が幕を開けた。

運には2種類がある

この世界は本当に不公平で、運が良く、いいことが起き続ける人がいる一方で、悪いことばかりが起こる人がいる。君はそう思うだろうか。

運というものには2種類の説がある。

一つはバイオリズム説といって、サインカーブのように運がいい時は何をしてもついているが、運気が下がっていると何をしてもうまくいかない。

もう一つは運総量説で、一生のうちに幸運の量というのは決まっていて、今ラッキーなことがあるとあとで必ず悪いことがある、という説だ。

どちらを採用してもいいが、僕はどちらの説も支持しない。

運がいい人はとことん良いことが続き、悪い人は嫌なことばかりというスタンスだ。

これは事実としてはっきり言っておくが、運の良い人はいる。そして運の悪い人もいる。

では、どうやったら運が良い人になれるのか。君はまさか運が悪くなりたい、とは思っていないよね。

運が良い人は、運が良くなる思考をしているのだ。つまり、考え方だけで決まっているのである。

同じことが起きても、「運が良かった」と思う人がいて、「不運だった」と感じる人がいる。よく言うたとえに、こんなものがある。

Q：あなたは喉が乾いています。そこにコップがあり、水が半分入っています。どう感じますか？

A：半分しかない

B：まだ半分もある

Bのように、いつも感じられる人は幸せだ。

ラッキー、水があるじゃん、と思うんだろう。

僕はそういう思考をするように心がけている。

この間、腰が激しく痛くなり動けなくなった。勤め先の病院で整形外科の先生に相談し、

ＭＲＩを撮ったら椎間板《ついかんばん》ヘルニアという病気だった。遺伝が関係する病気で、7割の人は放っておけば治る病気だ。

僕は「ラッキー！」と思った。がんの転移じゃなくて、骨折じゃなくて、別のややこしい病気じゃなくて本当に幸運だったのだ。もちろん腰は激痛で、ロクに歩くこともできず、入院しようか迷ったほどだ。

僕が初めて書いた本の原稿（ノンフィクション）は、10社以上でボツになった。でも、その後、幻冬舎で出させていただき、社長の見城徹さんと深い人間関係を結ぶことができた。その後、幻冬舎から出した小説『泣くな研修医』はやはり何度かのボツを経て出版され、ありがたいことに大ヒットになった。

すんなり1冊目の本が出ていたら、見城さんとのつながりもなかったかもしれないし、大ヒット小説を書くこともなかったかもしれない。僕はたくさん悔しい思いをしたけれど、やはり幸運だったのである。

原稿がボツになって、「自分は運がない」「相手は見る目がなかった」という思考をしてしまう書き手の人をたまに見かける。だが同じことが起きても、捉え方しだいで自分は幸運だと思えるはずだ。そのほうが幸せの総量が多そうだから、このスタイルでやっている。

5 大事なことは必ず一人で決めなさい
――外科医としての信条

カンニングの誘惑

２００７年２月17日。ついに６年間の医学生時代の集大成である、医師国家試験が始まった。

熊本県熊本市の崇城大学に集められたのは鹿児島大学と熊本大学の医学生、約２００名。五人がけの長い机に、一人分、間を開けて着席する。教室の前のホワイトボードには、「受験地　北海道　宮城県　東京都……」と国内10ヶ所の受験地が書かれ、「熊本県」にピンクで印がついていた。

僕の席の机には、右前に青字で「受験番号００１６３」とあり、その倍くらいの大きさで「厚生労働省」と書かれたシールが貼ってある。そう、これは日本国家が行う試験なのだ。

体軀堂々たる官僚らしき男性が、大きな封筒を携え入室する。

一緒に入ってきた何人かのスーツ姿の試験官の眼光は鋭い。そう、僕は監視されているのだ。

試験の間不正行為を行わないか。妨害行為をしないか。今は厳しく被疑者《ひぎしゃ》として監視され、疑われているのだ。

なんという圧迫。なんという屈辱。この監視が解けるのは、カンニングをせず、奇声を発さず、3日間の試験を終え、決められた点数を超えてからである。

その暁には、この国から医師と名乗り、医業を行うことが許可される。僕は12年越しに夢を叶えるのだ。

そう思うと手が震える、と言いたいところだが、僕はまるで緊張していなかった。

ここに一葉の写真がある。試験開始直前に自撮りした、自分の顔写真だ。腫れぼったい目に伸び切った髪、濃くはない無精《ぶしょう》ひげをうっすらとたたえている。桜の花びらがあしらわれたよれよれのTシャツの胸元には、蛇をモチーフにしたチャームのついたネックレスが光る。

疲れはにじむが、自信に溢れた目だ。

直前の模擬試験ではたしか偏差値が40だったが、同じサッカー部の杉田は35だったのでまったく心配ではなかった。合格率は例年90％だから、偏差値40ならば悠々合格するのである。

かくして試験は始まった。

1問目は、「22歳の初産婦が、臨月で帝王切開による出産をした3日後、乳房全体が腫れているがどうするか？」という問題だ。

適切でない対応を五つの選択肢から一つ選ぶのだが、搾乳《さくにゅう》、授乳継続、乳頭清拭《せいしき》、乳房マッサージという、まあ適切そうなものの中に一つだけ「乳頭切開排膿術」という異物感の強い選択肢があった。迷わず選ぶ。

途中、一息をついてふと顔を上げる。

すると、なんと斜め前の人の解答用紙が丸見えではないか。

僕は迷った。見てしまおうか。

しかし、この学生が自分より優秀である保証はない。いや、でも偏差値40だしな。

悩んだ末、僕は見ないことを選び、思った。やれやれ、僕はやっぱり被疑者だった。

初日の5時間あまりの格闘はまずまずのスタートだった。ホテルに戻りビールを飲んで寝た。

君への手紙

診察室での選択

悪の誘惑というものは、まったく困ったことに、生きていく上でたくさんある。まるで大きな落とし穴がたくさん掘られた草っ原を、歩いているようなものだ。しかもその落とし穴は、ちゃんと覆いで隠されて、上に草まで乗せられていて、パッと見ただけでは落とし穴かどうかわからないこともあるのだ。

試験中に他の人の解答用紙を見る。これはカンニングといって、誰に聞いても明らかな不正である。つまり、ハッキリした落とし穴である。

僕は、こともあろうにこの大きな落とし穴に自分から落ちかけた。

冷静になって考えれば、落ちて良いことなどあるはずもない。それでも、ズルをしてでも、合格したい気持ちが強かった僕は、危なく落とし穴に落ちるところであった。

君はこれまで何度か試験を受けただろう。そしてこれからたくさんの試験を受けることになる。

試験というのは孤独なものだ。自分だけが頼りで、誰にも相談できず、ちょっとした思い違いをしていても「勘違いしていますよ」と言ってくれる人はいない。まるで強風の吹き荒《すさ》ぶ中、穴だらけの道なき道を一人で歩いていくようなものだ。試験とは、こういう精神力もまた試されている。

だが、ひとたび社会に出るとこのようなシーンはほとんどなくなる。君の人生における大切な選択は、50分以内とか90分以内に決める必要はなく、少なくとも数日は猶予がある。基本的には誰にだって相談することができるし、ネットで検索して似たような人の似た悩みを見つけられるだろう。そういう風に見える。

でも、さらに逆説なのだけれど、本当に大事な選択は、誰にも相談せずに一人で決めるしかない、と僕は思っている。

たとえばどんな会社に入るか。どんな仕事をするか。どんな人と結婚するか。そして、どんな人間になるか。

一度決めたらもう取り返しがつかないような選択は、なるべく自分一人で考え、自分がどうしたいかを厳しく自問自答し、決める。

そうしたほうがいい理由は、二つある。

一つは、本当に君のことを考えて君にぴったりの選択を真剣に考えてくれるのは君だけだ、ということだ。

僕は君の親だから、なるべく君のことを理解したいししてきたつもりだ。それでも、親と子の関係というだけで、根本的には別の人間なのだ。一緒に暮らしても、一緒に寝ても、どれほどの愛で包んでも、僕は君のことを、君以上に理解することはできない。

そのことを寂しく思うけれど、こればかりは仕方がない。

君は、一番の君の理解者だし、一番の味方なのだ。

二つ目は、「自分で決めなければ、覚悟が決まらないから」である。

選択とは、何かを選ぶことであり、何かを選ばないことを決意することである。もっと言うと、実はどちらを選んでも大した違いがないことが多いという決断は多い。

大切なことなので何度も繰り返すが、僕は「選択とは、何かを選ぶことではなく、選び取ったほうの選択肢で行くと覚悟を決め、あとで『ああ、自分が選んだほうが正解だった』と言えるように、圧倒的な努力によって現実世界を捻じ曲げること」だと思っている。

他人の助言で決めた選択は、少しでも不都合なことがあると「あの人の意見は間違っていたな」「信じた自分がバカだった」などとその人のせいにしてしまう。そこに圧倒的努力は生まれない。

いろんな人に意見を聞いてもいい。助言をしてもらってもいい。でも、集めた情報を元に最後に決めるのは、たった一人の自分のほうがいい。

外科の医者をやっていると、がんの患者さんについて手術と抗がん剤とどちらも選択できるシーンが多々ある。どちらを選ぶかは、建前上は「患者さんと一緒に相談して決めましょう」ということになっている。

だが、診察室では現実にどちらかをすすめることになってしまう場合がほとんどだ。

もちろん、過去の研究データや自分の経験、さらには同僚医師の意見も合わせて提示し、色をつけずにメリットとデメリットをずらりと並べて患者さんにどちらがいいかを考えてもらう。

それでも、「先生はどちらがいいと思いますか」と聞かれることが多い。それを答えると、まず間違いなく患者さんは同じ選択をする。

だから、説明する前に手術にするか抗がん剤にするか、自分の中で決めておく必要があるのだ。

自分が患者さんと同じ病気だったら、こちらにします。あるいは自分の親だったらこちらにします、と言う。

なるべくなら言いたくない。

言ってしまったらそれは僕が誘導したことになり、そうなると万が一思うような結果にならなかった時に責任を負わねばならないからだ（実際に悲しい結果になった場合に、「お前が言ったからだ、責任を取れ！」と言う患者さんはまずいない。でも、責任を強く感じる）。

その人の、文字通り命運を分ける選択をするのは、本当に苦しいしつらいことだ。けれど、外科医たちはみなその壮絶な苦痛を甘受《かんじゅ》し、それこそがプロフェッショナリズムだと思っている。

6 大きな仕事は、小さな仕事からしか得られない

間違えてはいけない問題

2007年2月17日。医師国家試験一日目、夕刻。

26歳の僕は鹿児島大学医学部の同級生とともに試験会場である熊本県の崇城大学にいた。

医師国家試験は「必修問題」と「臨床問題」に分かれる。「必修問題」では、周りの人が何点を取ろうが平均点が何点だろうが、必ず8割以上を正答せねば問答無用で不合格になる。その分、基礎的で「絶対に間違えてはいけない」問題が出るのだ。

国家試験初日の16時10分からの50分間で解く50問が、この必修問題だった。

ここで40問以上正解でなければ、国家試験に落ちてしまう。落ちたら「国試浪人」と呼

ばれ、1年間勉強をして来年の2月に後輩と一緒に受けることになる。

そんな恐ろしいパートを、初日の緊張と朝からの試験で疲れた頭を使って解かねばならないのだ。

さっそく悩んだ問題があった。

手術の当日になって「手術は死んでもいやです」と看護師に言う成人患者に、担当医としてどうすべきか、という問題だ。

選択肢は、
1．予定通り手術を行う
2．手術以外の治療法を考える
3．他の病院へ転院をすすめる
4．患者の説得を家族に依頼する
5．患者から直接話を聴いてから判断する
だった。一つを選ばねばならない。
2、4、5が良さそうだが、絞りきれない。
問題を作った医者の意図はなんだろうか。説得などするな、か。いや、患者の自己決定権を重視せよ、だろうか。それともまさかの看護師を疑え、だろうか。直接自分で聞け、ということか。

なぜこんな悩ましい問題が、重要な必修問題になるのだろうか。

僕は嫌になった。しかし僕は受験生だった。なんの権利も持たず、ただ正答のみを求められ、不正を行わないか監視される受験生だ。今ならどこぞに痛烈な批判記事でも書くところだが、従うしかない。

そこで、なぜこの問題が必修問題なんだろう、と考えた。きっと、医師として必ず修めるべき態度があるに違いない。だとすると、やはり5だろう。これが一番まともそうだ。

人の情報を信じてはいけない、という意図だろうか。

外科医になった今、思う。もしこの問題のようなことが本当に起こったら。

外科医の朝は忙しい。7時半から担当患者さん30人ほどのカルテをすべてチェックし、回診で全員に会い、何人かの腹に入った管を抜き、重症患者さんの治療を議論し、会議に出、夜勤看護師さんのグチを聞き、研修医にミニレクチャーをするのだ。

いくつかの予定をすっ飛ばしてその患者さんの部屋に行き、話を伺う。

死んでも嫌だと言われても、やらねば命に関わることを再度説明する。手術室の入室時間は迫っている。それでも嫌だと言われたら、今後どういうことになるかを説明し、ご家族とともにもう一度説得を試みるだろう。

それでも拒否であれば、手術室へ走り手術室看護師と麻酔科医師に頭を下げ、手術の助手をお願いしている同僚外科医に謝り、上司に報告する。大変だ。しかし同意のない手術は傷害罪に問われるので、絶対にしてはいけない。

ちなみに正解は5であった。僕は試験会場で看護師を疑いあちこちに頭を下げ、医者になった。

君への手紙

「あの人に任せれば大丈夫」

このエッセイは『ベスト・エッセイ2023』(光村図書)という本に選ばれ、掲載された。おそらく、この本の編纂委員である作家の町田康《まちだこう》さんがこのエッセイを見出してくれたのだと思う。

この話で僕が君に伝えたいことは二つだ。

一つ目は、「小さい仕事を大切にしよう」ということだ。僕がこの南日本新聞のエッセイ連載を始めたのは、実はピンチヒッターとしての依頼だった。

当時、福島県の福島第一原発（放射能事故のあったところだ）の近くの病院で臨時院長をしていた僕は、たくさんの新聞やテレビから取材を受けた。その時に取材してくれた南日本新聞という鹿児島県の地方紙の記者さんが、「実はお願いしていた人が急に書けなくなったので、困っている。この連載をやってもらえないか」と頼んできたのだ。一つ書くたびに1万円のお金をもらう。

正直、僕はとても忙しかったし、すでに全国に届くようなインターネット上や書籍の形で、何倍もお金をいただきながら書かせてもらっていたから、あんまり魅力的な話ではないと思った。

ある日、実家で僕の母にこのことを言ったら、「小さい仕事を大切にしなさい」と言われた。

「小さい仕事からしか、大きな仕事は得られないから」だそうだ。

結果として、母の言葉は正しかった。

僕はこれまで、それほど自分にとって重要とは思えない仕事をきちんとていねいにやることで、大きな仕事をさせてもらってきた。今なら母の言う意味はよくわかる。

小さい仕事を疎かにする人は、大きい仕事をうまくやりきることは絶対にできない。なぜなら、人から信頼されないからだ。

どんな仕事も、人とつながっている。「あの人に任せれば大丈夫」という評価を少しずつ積み重ねてたどり着いた高さが、君ができる一番大きな仕事なのだ。

僕は、南日本新聞のエッセイを全力で書いた。1ヶ月に1本を書くために、丸々1ヶ月ずっと考え続けたこともあった。

そうしたら、ありがたいことに『ベスト・エッセイ2023』という本に選出してもらえたし、鹿児島の財界人が集まるところで講演する機会ももらえた。さらに鹿児島の本屋さんでは、僕の小説が出るたびに大変な数を陳列してもらえるようになったのだ。

小さな仕事の先にしか、黄金の果実はないことを知ってほしいと思う。

もう一つは、「自分の目で見たことを信じろ」だ。

このエッセイに登場する国家試験の問題は、まさに「患者から直接話を聴いてから判断する」が正解だった。

誰も信じてはいけない、自分の目で見て耳で聞いたことだけが確実である、という態度は、病院ではとても大切なのだ。もちろんすべてを自分で見聞きすることはできない。看護師や若い医師からの報告をすべて疑っていては、仕事にならない。

でも、この国家試験問題のような重大な話については、僕は人から報告を受けたらその情報を半分は信じつつ、必ず自分自身で確認をする。目が回るほど多忙な病院では、しばしば重要な情報を伝聞で信じることがあるが、決してしてはならないのだ。

病院だけではない。自分の目というフィルターを通して、起きていることを見て、自分の頭で判断する。何が正しいかわからないこの世界で、必ず自分の目で見ること。

そのためには、世界のあちこちに旅行しなければいけない。生まれ育った場所が違い、目と肌の色が違う人がどんなことを考えているのか。直接会って、君が話すんだ。そうしなければ、正しく理解をすることはできない。

そのために共通の言語を学ぶ必要がある。つまり外国語を学ぶのだ。

僕は徹底した個人主義者だ。他人を変えることはできないし、他人が言っていることはその人が見て理解した内容を、さらにその人の言葉に変換して都合よくアウトプットしたものだ。

真実は、自分で見て、自分の頭で考える。

7 「諦《あきら》める」は戦略である
――勉強が苦手な僕の試験対策

黒伊佐錦、下通、パンティー

「それではここで、解答をやめてください」

2007年2月19日。大きな体の試験官の太い声で、ついに3日間にわたる医師国家試験が終わった。

500問、合計16時間と15分。僕は心も体も芯からくたびれていた。この試験のために半年の間、毎日16時間ほど勉強をし続けてきた。

運が逃げてしまわぬよう小さくため息をつくと、鹿児島市甲南高校の先生だった友人がくれたお守りポストカードをポケットから出し、伸ばしてカバンにしまう。低いヒールに黒いスーツの女性が解答用紙を回収している。

頭に浮かんだのは、「大きな災害や病気、事故にあわずに試験を受けられたことへの感謝」だった。

もし大きな地震が起きたら、もし感染症が流行したら、もしホテルから試験会場までのバスが事故を起こしたら。

「医学的知識」の高い山頂に、僕はいた。一度転げたら、もう二度と到達できないだろう高み。大学での実習をし、無数の試験を受け、さらに勉強し続けてやっとたどり着いた高み。

すべてのタイミングが揃い、なんとか奇跡的に登りきれたのだ。

試験会場の部屋には、50人の医学生のため息と歓声が満ちていた。

「あの問題、シモタカハラさんはこれにしたらしいよ」

聞いてもいないのに、友人が学年で一番優秀だった男の解答を言ってくる。僕は返事をせず建物の外に出た。

夕刻。まだ明るかった。

熊本県・崇城大学の試験会場からは、バスで鹿大生はみな一緒にホテルに戻ることになっていた。

僕と友人たち男十人はバスには乗らず、熊本の繁華街・下通《しもとおり》へと直行し、馬刺しとビールで祝杯をあげた。みな一様に太り、無精髭を生やし、髪はボサボサだった。馬刺しのタテガミを口にし、黒伊佐錦を飲む。豊かな香りに包まれ、僕は合格したかどうかという不安よりも、やっと終わった安堵の気持ちに支配された。

山頂は賑《にぎ》やかであった。みな口々にわけのわからないことを言い合っていた。試験の中身については誰も話さなかった。合格率は毎年90％前後だから、計算上はこの十人のうち一人が試験に落ちる。どうせ明日からまた不安が始まるのだ。今夜だけは、解放されたい。僕は黒伊佐錦のロックをぎゅっと飲み干した。

その日は何軒行ったか覚えていない。唯一覚えているのは、下通をへべれけに酔った男十人で歌いながら走ったことだ。たぶん午後7時くらい、帰宅中のサラリーマンたちの間を縫って、だ。

その日は、同級生で熊本高校出身の山野の実家に泊まった。

翌朝、パンパンにむくんだ顔で、二日酔いの頭痛・吐き気と戦いながら、みな寝転がって自己採点をした。僕はどうやら、だいぶ余裕で合格しているようだった。

他の人の結果は聞かなかった。山野のお姉さん（大変な美人だった）のブラジャーだかパンティーだかを誰かが発見し、また大騒ぎをした。

合格発表までは1ヶ月ある。その間、僕は6年間の夢を過ごした鹿児島でゆっくりと高い山から降りていった。

君への手紙

あるノーベル賞受賞者の戦略

前にも言ったように、僕は試験というものが苦手で仕方がなかった。

でも、この医師国家試験に合格しなければ医者になることはできない。僕はどうしても医者になりたかったから、試験を突破する以外の選択肢がなかった。

この世界には、あらかじめいろんなことが決められていて、自分の希望や適性と合わなくても、どうしようもないことがたくさんある。

僕の場合も、「すいません、暗記が苦手なのですが面白い話をするのは得意なので、そっちで試験して面白ければ医者にしてもらえませんか」と言いたかったけど、もちろんそんなことは通用しない。サッカーがうまくても、絵を上手に描けても医師国家試験には合格できない。

勉強、それただ一つなのだ。

日本では、医学部を卒業しなければ医師国家試験を受けられず、医師国家試験に合格しなければ医師になることはできない。医師ではない人が医師と名乗ったり病気の治療をしたりすると、法律違反となり罰せられる。

医者になるためにこんなにたくさん暗記が必要なのか、と思ったこともある。じゃあ国に対して「こりゃいくらなんでも不当である」と訴訟を起こすか。国家試験を作っているところ（たぶん東京都の霞が関にある厚生労働省の建物のどこかの部屋だ）に爆弾をしかけて「もっと簡単にしろ」と言うか。そんな人はいない。

僕の場合、「自分のやりたいこと」（＝医者になること）を達成するためには、自分に何が不足していて何が必要なのかを考え、やるべきことをリストアップして一つずつやっていく、なんてことは全然できなかった。そういう能力がなかったのだ。

だから2年も浪人して、予備校に代わりにやってもらった。ギリギリ、僕は「自分にはできないだろうから、予備校にやってもらう」という正解を選ぶことができたから、なんとか2年で医学部に入れた。

これを「戦略」と呼ぶ。医学部に入るための戦略は予備校がやってくれるけど、人生の戦略を代わりにやってくれる学校はない。だから、自分で考える必要があるのだ。

自分が苦手とするフィールドで戦ってはいけない。スポーツの苦手な人がプロスポーツ選手を目指すべきでない。

たとえば、手先が不器用なのに外科の扉を叩く者がいる。手先が器用な者には勝てない。だとしたら、手先が器用でなくても勝てる分野、たとえば研究に行くこともアリだ。iPS細胞でノーベル医学賞を受賞した山中伸弥《やまなかしんや》氏は、もともと整形外科医だった。だが、手術があまりに下手で「ジャマナカ」と呼ばれていた、というのは有名な話だ。

おそらく彼が緻密な手術の分野で戦っていたら、ノーベル賞のような栄誉に浴することはできなかったに違いない。

あらかじめ決められたことだらけのこの世界で、どう生き抜くか。

生きることは戦いだ。いきなり大金持ちになろうとしても、生まれつき大金持ちの人を除いて、なる方法はほとんどない。何も考えずに人と同じように生きていったら、人と同じような生活をすることしかできない。

第 3 幕

つまずきを乗り越える

研修医の葛藤

1

2種類の努力と、幸運を連れてくるもの

——医者の就活

東京への就職

今回は、僕が東京に行くことになった経緯について話したい。

2006年冬、僕は就職先に悩んでいた。

知られていないが、医者にも就職活動はある。あるが、一般のそれとだいぶ違う。マッチングというシステムで、公的な機関が決めるのだ。

病院側で採用したい医学生と、医学生が就職したい病院が一致すればマッチ、つまり合格となり就職が決定する。いくつもの病院に合格することはなく、必ず1ヶ所だけだ。

学生側は、行きたい病院を上から順番に書いていき、それを機関に提出する。その病院

が、自分を取りたい学生ランキング上位にしていてくれれば合格となるのだ。

僕はこう考えていた。

頭のいいほうじゃないのは、2年浪人した医学部入試でも、ギリギリで合格していた医学部の無数の試験でもわかっている。だから、研修医の間は高いレベルの教育を受けるべきだ。そうしなければ、一流の医師にはなれない。高いレベルの教育を施しているのは、研修医教育に長い歴史を持つ、いわゆる有名病院だ。

かくして僕は、東京で有名病院をいくつも見学した。

実家が神奈川であることは関係なく、東京に行くことを決めたのはこんなわけだった。鹿児島から東京は見えるが、世界は見えない。東京でなければ世界は見えない。そう思っていたのだ。もちろんインターネットが発達した今ではまったくそんなことはないし、コロナ禍では世界も何もない。

でも、僕は当時「いちばん」の街、トーキョーにやみくもに憧れた。

東京の有名病院には、全国から医学生が見学に来ていた。会うたびに親しくなり、飲みに行った。

いいやつばかりで、なんの情報も持たない地方医大の僕にいろいろ教えてくれた。この病院は救急が強いが内科はイマイチだ、ここは外科が有名だが研修は厳しい、ここは大学の関連病院だから自動的に大学医局が決まる、ここの試験の過去問をあげる、などだ。

聖路加国際病院の見学で一緒になり友人になった、慈恵《じけい》医大出身の男がいた。長身に細身、メガネ、垢抜けない長め黒髪。この超人気病院での研修を熱望していた。二人で見学していても、勉強をしても、なんでも知っている。圧倒的に優秀だった。

「お前も受けろよ、一緒に聖路加で研修医やろうぜ」

とニキビ跡の残る顔で笑った。僕は聖路加を小児科で受験することにした。

最後の最後まで、何科の医者になるか僕は決めかねていた。

救急科、小児科、外科。

三つまでは絞れたもののどうにも決まらない。

そこでマッチングの神様に下駄を預けた。救急は公立病院、小児科は聖路加、そして外科は東京の都立駒込《こまごめ》病院を受けた。

面接試験では、趣味に読書とあるが今何を読んでいるかと尋ねられ、デカルト『方法序説《ほうほうじょせつ》』を読んでいると答えた。そして難解すぎて1ページに2時間かかる、と言ったら大いにウケた。

それが良かったのか、神様は僕に「外科医になれ」と仰せになった。

外科を一番上に書いたから、救急、小児科は合格圏内だったかどうかわからない。慈恵医大の男は聖路加に落ち、母校の大学病院で研修を始めた。

「お前は駒込良かったな、頑張れよ」

それきり彼の言葉を聞いたことはない。

君への手紙

不本意な職場でどう振る舞うか

今回は二つの努力について話したいと思う。

こうして僕は希望の病院に入ることができ、厳しい指導ではあったがなんとか外科医としてトップランナーの一人になることができた。

読んでもらってわかるように、人の好い友達が情報を教えてくれ、意味不明な読書歴がなぜかウケ、といくつもの幸運が重なったのだ。人生は運だ。僕は本当にラッキーだった。

もちろん、僕は不運だったこともたくさんある。

一時期、宇宙飛行士になりたいと真剣に考え、そのための実務経験として南極観測隊についていく医師に応募したことがある。そのために僕はたくさん勉強をし、南極での作業で必要かもしれないと重機を運転する大型特殊免許を取った。

だが、選考には落ちた。目の前が真っ暗になったが、そのまま外科医として修業を続けた。

今思い返せば、南極に行っていたら外科医として中途半端になってしまっていたのではないだろうか。もし神様が存在するとしたら、僕に「南極に行くな。外科医をやれ」と言ったのだろう。

そう考えると僕はやっぱりラッキーだったと思う。

就職先や仕事を選ぶ際に大切にしていることがある。

それは、繰り返しになるが、「選んだ場所が、あとから振り返って正解だったと思えるように、現実世界を捻じ曲げるほどの努力をする」ことである。

「置かれた場所で咲きなさい」という言葉がある。

どういう場所に置かれるか、これは運でしかない。

いつもがいつも希望の場所に行ける人などこの世にはいない。置かれた場所で、場合によっては不本意なその場所で、与えられた仕事にどれほど打ち込めるか。その先にしか、君の行きたい場所はない。

と言ったところで、半分僕は嘘をついた。

置かれた場所、そこがどうしようもなく、なんの意味もない場所ということがある。そこからどれだけ頑張ったって、君の行きたい場所に絶対につながらないことはある。

もしそうだと思ったら、早めに見切りをつけるのだ。

どうやったら行きたい場所に行けるのか、吐くほど考えることだ。

そして思いつくことはすべてやる。詳しそうな人に聞いて回る。その途中でバカにされることもあるし、笑われることもある。

それでも、どうやったら行きたい場所に行けるか、のアクションをし続ける。

さて、二つの努力について話そう。

置かれた場所で咲く努力をするのが「盲目的努力」だとしたら、行きたい場所に行くためにあれこれ考えてやってみる努力は「戦略的努力」だ。

盲目的努力は美しいし誰もが褒めるのだが、僕はそれほど良いとは思わない。

将来何かになりたいから、本当に意味があるかわからないけどとにかく目の前のことを頑張る。それよりも、「なりたいものにどうやったらなれるか」の情報を集め、何を頑張れば一番効果的なのかを考えることを努力する。こちらのほうがはるかに価値があるのだ。

そうやっていろんな人に「〇〇になりたい」と言って回っていたら、必ず幸運がやってくる。幸運、つまり人生の扉を開く鍵は天から降ってくるのではなく、君の知り合いの誰か（友達や親、学校の先生かもしれない）が持ってくるのだ。

2 24時間、仕事漬けの職場で

上京、研修、しんどい日々

2007年に鹿児島大学医学部を卒業した僕は、就職先である東京へ引っ越した。右も左もわからぬ東京に、不安だけが胸の中でふくらんだ。

生まれ育ちが横浜だからといって、東京に詳しいと思うのは間違いだ。横浜の人間はあまねく横浜が最高の地であると信じており、ファッションからグルメ、遊びまですべてを横浜で済ませる。たまに渋谷や新宿へ行く時に仲間内で言う「上京」という言葉には、「人ばっかりでなんの魅力もない街にしぶしぶ行く」という侮蔑《ぶべつ》さえ込められていた。

だから、僕は東京をまるで知らなかった。渋谷には3回、原宿に2回、新宿に1回、行ったことがあるだけ。地理も何も知らない不安は、思わぬ形で解決することになる。

東京都立駒込病院。

これが僕の初めての職場だった。僕は「外科系研修医」として採用された。一応は研修の有名病院だ。入れたことに深い喜びを憶えた。

僕は病院の寮に入った。なんと病院の敷地内にあるという。もちろん院内専用の医師用PHSは電波の届く範囲内だった。

部屋から白衣を着て1分ほど歩いて出勤し、仕事が終わったら白衣のまま部屋に帰るという不思議な通勤スタイルだ。

入職してはじめの1週間はオリエンテーションという、退屈な講義が続いた。

同期は全部で12人。11人が医師で、一人が歯科医師だ。僕らはすぐに仲良くなった。

仕事が終わると毎日研修医室という研修医専用のオフィス（と言ってもかなり古い部屋だった）に戻り、ああでもない、こうでもないと話す。

ほぼ全員が寮に住んでいて、議論はそのまま寮の誰かの部屋で酒を酌み交わして続く。

個性的な者たちばかりだった。まさかそのうちの一人が自分の妹と結婚するとは夢にも思わず、楽しく過ごしていた。

平穏な日々は必ず終わりが来る。

僕が最初に配属された食道外科は、もっとも厳しいところだった。

朝6時から採血をして回り、早い時で仕事が21時に終わると必ず外科医たちは駅前の和民に飲みに行った。ぐちゃぐちゃになるまで飲むと最後はカラオケに行き、歌いながら全裸になる上司と歌った。翌朝はまた6時からだ。

平均年齢39歳と噂される病棟の看護師さんたちは僕のことを先生とは呼ばず、「ゆうじろう」と呼んだ。

給料は月額で約27万円。税金などいろいろ引かれて手取りは20万円だったが、風呂トイレ共同、約6畳の寮の費用が数千円だったのは助かった。たくさん教科書を買ったおかげで、まったく金は貯まらなかった。

土日も7時から、だいたい夕方5時までは仕事が終わらなかった。東京の街に出る暇はまったくなく、地理など知る必要がなかったのであった。

とにかく疲れ切っていた。朝がこなければいいのに、とさえ思ったが、淡々と朝は来た。

たぶん、人生で一番しんどい1ヶ月だった。いつか小説に書いて仕返ししてやろう、なんてことを思う暇もなかったのだ。こうして僕の医者人生は始まった。

君への手紙

いつでも電話しておいで

「とにかく生き延びること」

それだけが目標だったこの1ヶ月。倒れないように、ギリギリ体力を保って。

こんな生活はもう今の世の中にはないと思う。とてもじゃないけど、他のことをやる余裕なんてなかった。精神的にも肉体的にもギリギリだった。上司の外科医たちは厳しく、話しかけるのも怖かった。

看護師さんたちともうまくいかなかった。なにせ僕はまったく仕事ができないのだ。看護師さんが言っていることは何一つわからないし、薬の名前も全然知らない。おまけにほぼ全員が年上だった。

「お前、鼻毛出てるんだよ」

と言ってゲラゲラ笑う、そんな雰囲気だったと言ったら想像がつくだろうか。

そんな時、僕を救ってくれたのは同期の仲間だけだった。

土曜日の夕方、仕事が終わると僕は研修医部屋と呼ばれる部屋に戻った。そこには同じ学年で医者になった研修医たちと、一学年上の先輩研修医たちがいた。

僕は仕事のグチを言ったり、嫌な看護師さんの話をしたりした。みな口々に、そりゃ大変だ、あいつには俺もやられた、なんて慰めてくれた。

友達は、しんどい時こそ頼りになる。ちらと顔を見るだけで、ぎちぎちに張っていた緊張の糸が解けたものだ。今でも年に1回は集まって、昔話をするようにしている。

もし君が就職したところがめちゃくちゃつらく、グチを言い合える同期もいない職場だったら。いつでも電話しておいで。なんか美味い寿司でも食べよう。僕でなくても、学生時代の友人でもいい。

3 「超えなければならない壁」にぶつかったら

研修医の1日

鹿児島大学医学部を卒業し、僕はその春から東京で研修医として働き始めた。

最初の1ヶ月は食道外科という、厳しい外科の中でもっとも忙しいと言われる科で働いた。

とは言え、現場に出たばかりの研修医にできることはほとんどない。

看護師がホワイトボードに書いた

「山田さん、点滴の指示が今日で終わってます」

「鈴木さん、痛み止め希望です」

などを一つずつパソコンの電子カルテを操り解決していく。これが恐ろしく難しい。

医学生時代には点滴や薬の処方をする機会はなく、その方法も知らない上に、富士通の電子カルテは異常に使いづらい。聞けそうなのは、北九州の産業医科大学出身の3年目、中村獅童似の男前Y医師と東北大学出身の4年目、元ボート部で体躯堂々たるH医師だけだった。

「1回しか言わないから覚えてください」

と当直明けの臭い体で言うH医師は、大きな背中にブツブツ小声で、

「ぶっ殺したいですよ」

など物騒なことをひとりごちている。

Y医師は優しいが、前に勤めていた病院の寮をタバコの火の不始末で全焼させクビになったと聞いた。

危ない二人だ。結局、どちらにも聞きづらく、頼れたのは年配の看護師だけだった。

「じゃあ、なんかあったら電話して」

重症患者が集中治療室にいたので、その日は病院に泊まるよう上司に命じられた。仮眠室のベッドで横になるが不安しかない。

「なんかあったら」が何を指すのか、何かあったらどう対応すればいいのか、集中治療室にはどれくらいの頻度で行けばいいのか、何一つわからない。

結局一睡もできぬまま翌日の勤務が始まった。朝からもうろうとし、座りながらうつらうつらする僕を見て、ある看護師はなじり、またある看護師はそっとチョコレートを置いた。

4月も半ばになると、毎朝6時から入院患者の採血検査をするよう言われた。最初だけ付き合ってくれたY医師は、それは見事な採血の腕前であった。こんな風になりたい。

朝5時半に起きて寮の共同風呂のシャワーを浴び、白衣で出勤すること2分、病棟の銀色のカートをごろごろ連れて採血予定の患者を回る。

1日に五、六人だったが、最初は一時間かかり汗びっしょりになった。慣れてくると早くなったが、一度失敗した患者さんは私が行くと露骨に嫌そうな顔をした。

「すみません」

頭を下げてまた刺す時のプレッシャーには、今ではもう耐えられない。

腕で3ミリの血管を探し、そこに1ミリの針を刺す。血管に当たったら、動かさずに注射器を引く。

どす黒い静脈血を10ccほど取ったら、痛みがないようサッと針を抜き、すぐに押さえる。

こんな技術を積み上げていけば、いつの日か難手術をさらりと執刀する自分にたどり着けるはずだ。そう信じるしかなかった。

18年前の自分に、それで正解だったよ、と伝えたい。

君への手紙

それで正解だったよ——18年後の外科医

今回は、このエッセイの続きを話してみたい。

僕がどんな風にして手術の腕を磨いていったかという話だ。この話は、君がなにも外科医にならなくても役に立つと思う。「戦略」をどう練り、どうステップアップしたかという実話だからだ。


そもそも僕は手先がすごく器用というわけではなかった。クラスで半分よりは上だけど、トップ五人には入らないかな、というくらい。

だけど、「決められた時間内に折り紙を十個折る」みたいなことはとても上手だと思う。手術が上手くなるためには、手術をするしかない。

でも、手術ができない人には危なくて手術なんかさせられない。

この冗談みたいな無限ループからなんとかして一度飛び出さないと、手術をやらせてもらえるようにはならない。このことに気づいたのは、外科医になってからだった。

だから、どうやったら手術が上手になるのかを自分の頭で考えた。そして、手術が上手な外科医に聞いて回った。その結果、わかったことが三つあった。

まず、たくさん手術を見ること。「目より手が先に肥えることはない」という言葉を聞いた。

だからとにかく空いた時間を見つけては手術室に行き、ずっと手術を見た。

かなり集中して見ていたもんだから、15度に設定された涼しい手術室で立って見学しているだけなのに汗だくになったものだ。

同世代で僕より手術を見た人間はいないと思う、それくらい手術を見ていた。見ることで、非言語的な知識が身についた。

たとえば、看護師さんにものをもらう時に言う用語やタイミング、上司のくせや機嫌の上下、手術室全体の雰囲気、など。上司からも「よくわからんがいつも手術を見学している見上げたやつ」という好評価が得られたのはたまたまだったけど。

そして、たくさん勉強すること。人体の構造というのは思ったより複雑で、暗記しなければならない血管や神経がたくさんあった。

あらゆる技術にはコツがあり、上に引っ張るより手前に引っ張ったほうが速く進む、なんて知識も覚える必要があった。僕は手術の教科書を繰り返し読み、手術中に外科医に質問をし、手術が終わったらまた質問をしてノートにまとめた。タカハシ先生の縫い方はこう、オオハシ先生はこう、と外科医によってやり方が違うのだ。まるで受験勉強のようだ、と思った。

さらに、手先が器用になること。手先の器用さは、人によって違う。小さい頃からとても器用な人がいる一方で、どう考えても外科医をやらないほうがいい著しく不器用な人がいる。最初に言ったように僕は中の上くらいだったから、とにかく練習をした。

でも、学生と違って仕事をしているから、時間は限られている。

そこで、僕は休みの日にも家で練習をし、出かけていても電車の中で練習をした。

「糸結び」という、一人前の外科医なら誰でも高速かつ確実に糸を3～4回結ぶ技術だ。

これならそれほど怪しくはない。

さらに、左手でお箸を持ってご飯を食べることにした。食事の時間がトレーニングになり、時短効果も高い。おまけに最初は全然上手に食べられず、ストレスで食事量が減ってダイエットにもなった。

丸2年やってなんでも食べられるようになり、自分へのご褒美に鰻丼を食べて終わりにした（たぶん、鰻丼が一番難しい）。「左手お箸トレーニング」は僕が出した手術の教科書にも練習方法として載せた。

媚びを売らずに人の懐に入る

この三つだけでは、もちろん手術ができるようにはならない。あとは、上司が「中山にやらせてみるか」と思わなければならない。

誤解のないように言っておくが、手術は主治医の責任のもと、安全にやれると判断した場合にのみ若手に執刀させ、主治医は指導をしてその結果の全責任を負う。

僕を含む若手は、どうしても執刀したい。しかし手術の数には限りがある。

僕は、どうやったら上司が「中山にやらせてみるか」と思うだろうか、と想像した。これが戦略を練るということだ。

まず、上司に気に入られる必要がある。簡単ではないが、仲が良くなるのが理想だ。おべっかを使い、上司に媚びを売っておもねる方法はある。だが、僕はそのやり方が嫌いで、どうしてもやることができない。

でも、物怖じせず上司にどんどん質問したり話しかけたりする度胸はあった。

これだ。僕は上司にガンガン質問をし、飲み会では積極的に話しかけ、「なんで外科医になったんですか」から「奥さんはどんな人なんですか」までなんでも尋ねた。

自然と僕は上司の外科医たちと仲が良くなった（中には、中山は生意気だと嫌う人ももちろんいた。当時の外科医の中には、とにかく従順さを重視する人が少なくなかった）。

それだけで手術を執刀させてもらえるわけではない。加えて、熱意を見せることだと僕は考えた。

上司が、「中山はこれだけ頑張っている、やらせないわけにはいかない」と思わざるを得ないような熱意だ。その熱意を示すにはどうすればいいだろうか。単純なことだ。

僕は朝一番に来て誰よりも雑用をし、夜は一番最後まで残って後輩の指導をした。そして日中の空いた時間には必ず自分の業務と直接は関係ない手術を見学した。さらに、手術ではない仕事、学会発表や論文作成といった仕事も全力でやった。

その頃、僕はそういう仕事を人の3倍やろうと思っていたし、実際に3倍くらいやっていたと思う。

そのためには夜遅くまで病院のデスクでパソコンに向かったし、休日も遊びに行かずひとり病院にいたのだが。

かくして、僕は歴代の若手外科医で初めて、腹腔鏡の大きな手術を執刀させてもらった（もちろん、上司の指導のもとで、だ）。

一学年上の先輩がそれを聞きつけて、

「えっ、中山が執刀したの！　なんでだよ！」

と医局で大声で叫んだほどだ。僕は、当然だ、とは思わなかったけど、自分の立てた戦略が合っていたし、戦略に沿った努力も十分な量だったと思った。

どんな仕事にも、こういう「超えなければならない壁」はあると思う。

壁を乗り越え、扉を開く鍵は、一人ひとりで違う形をしている。自分に合った鍵を手に入れるために、自分の頭で「自分に適した」戦略を考える。戦略が立ったらあとはがむしゃらに努力をする。これは、どんな仕事にも共通することだ。

4 正面突破は人生の扉を開く鍵

充実の麻酔科研修3ヶ月

苛烈だった4月、食道外科の1ヶ月のことは前回のエッセイの通りだ。僕は今でもこの1ヶ月をよく思い出す。

薄暗い朝5時半、研修医寮の共同風呂で浴びた熱いシャワー。唯一の休暇であった日曜日の夕方、池袋の書店から見たオレンジ色の夕陽。

ともあれなんとか4月は終わり、5月になると僕は麻酔科の研修へと進んだ。

麻酔科の研修は、4月の食道外科と比べると天国のような環境であった。朝はだいぶゆっくりの7時半からの勤務、そして毎日食べられる昼食。19時には仕事が終わった。

麻酔科という科は、文字通り手術を受ける患者さんに麻酔をかけるところだ。

外科医になると心に決めていた僕は、2年間の研修医生活の中でここを最重要の科と位置づけ、しっかり勉強してやろうと鼻息を荒くしていた。麻酔なくして手術をすることはできないからだ。

麻酔科専門の医師は五人いて、みな一様に優しかった。

中でも、「生真面目な美人」という表現がぴったりのS先生は、最初は怖かったが多くの指導をしてくれた。エメラルドグリーンの縁をしたお洒落なメガネに大きなバストのS先生は、密かに研修医間でも人気だった。親しくなると、

「ああ肩が凝った、ゆうじろう、肩揉んで」

と夕方の麻酔科医控え室で言われ、赤面しながら何度か指圧をした。

S先生はのちの僕の妻である、などと書くと面白いのだが、もちろんそんなことはない。

それでも外科医にいじめられ後輩指導に悩むと、僕はいつもS先生に相談した。

「ゆうじろうは、そのまま頑張れば大丈夫」

と淡々と告げるその声は、今も心の宝箱にしまってある。

この麻酔科には、なんと高校時代の同級生Nが上司としていた。

高校時代から天才と呼ばれていたNは、東大医学部に悠々合格する実力を持ちつつも本番で失敗し、慶應大と東京医科歯科大に現役合格して僕より2年先に医者になっていたのだ。

元同級生が上司という、耐え難い屈辱。

それでもある日、一緒に麻酔をかけていた手術中に、

「俺はさ、仕事ができねえんだ」

と小声で呟いた。信じがたかったが、院内の評判も実はそのようであった。

あれほどの天才が、単純作業の積み重ねである臨床医の仕事に苦戦するなんて。驚いたが、Nのことが好きになった。

麻酔科は、とにかく「刺しもの」が多い。専門医の指導のもと行う点滴、口からチューブを入れる気管挿管、背中の麻酔などの手技は、外科医である今の僕の技術の根幹になった。

3ヶ月の麻酔科医生活はあっという間に終わった。

世渡り上手ではなぜダメか

僕はこの研修医という2年間を、今でもよく思い出す。

その理由は、本当につらかったからだ。もっと手を抜いてもいいような気がしたし、もっと頑張れたような気もする。まあ、よく精神的に病まなかったなと自分を褒めている。

研修医時代。僕の失敗は、「正面突破しきれなかった」ことだと思う。

つらいなら、つらい理由はなんなのか。わからないなら、なぜ「わかりません」と言えなかったのか。

なんとなく小狡《こずる》く、なるべく怒られないように過ごした。

それを見抜いた厳しい医師たちから、僕はとことん嫌われたのだ。目立ちたがり屋で、いいところばかり欲しがり、それでいて泥臭い努力をなるべく減らそうとする。僕はきっとそんな人間に見えたことだろう。

一番話しづらい人に話しかけ、一番やりづらいことをやる。これを意図的にちょっとずつ避けていた。つまりいろいろな問題を正面突破せず、なるべくコストがかからないよう自分が傷つかないよう側面から突破しようとしていたのだ。

麻酔科の女性医師、S先生に相談できたのも、恐ろしいおじさん外科医たちに体当たりしなかった結果だったかもしれない。S先生ならばきっと褒めて背中を押してくれるに違いない、そういう卑しい魂胆が僕にはあったのだ。やっぱりずるい。

きっと、S先生にはバレていたに違いない。外科医上司ではなく自分に相談したり頼ったりしてくるのは、きっと本質から逃げているからだろう、と。その上で、生意気な若手外科医の相手をしてくれていたのだ。感謝してもしたりない。

編集者さんから、「人の懐に入るために、1年目で心がけておくことはありますか」と尋ねられた。そんなもの、僕が知りたい。

でも、上司の立場である今になって思うのは、正直で素直に、行きづらいところにも突進していくようなやつは男女問わず、その人の能力を問わず僕は好きになるだろう、ということだ。

「正直さ、素直さ、そして正面突破」。

これらが大切なんだと思う。

ちなみに、これは僕の言葉ではない。僕を作家にしてくれた伝説の編集者にして幻冬舎社長の見城徹さんの言葉だ。

僕が見城さんによるこれらの言葉を聞いたのは34歳の頃だった。雷に打たれるような衝撃を受け、ものすごく自分が恥ずかしかった。なんとなく誤魔化し誤魔化しやってきて、「世渡り上手」みたいな嫌らしさを見透かされ、指摘されたからだ。

それからは、僕はなるべく人に誠実に、正直に、そしてなるべく素直に接するように心がけている。

もちろん失敗して、元のキツネみたいな狡い自分になることもある。それでも、少しでも正面を外さずに、突破してやってきたつもりだ。

手術をさせてもらえない

正面から突破すると、側面からの突破より自分へのダメージが大きい。ガードも無意味だ。でも、突破したあとの結果はまるで違うし、清々しさもまったく異なる。

僕が36歳で東京から福島の病院に移った時、人生史上もっとも厳しい目にあった。僕は仕事から干されたのだ。

外科医にとって、最高にして唯一の報酬とは何か知っているかな。お金ではない。時間でもない。お酒……は好きだけど、最高ではない。

正解は「手術をすること」なのだ。

おかしいと思うかもしれないけど、これは真実だ。外科医はみんな手術がしたい、そして自分の手で患者さんを治したいから外科医になったし、外科医を続けているし、辞めないのである。

僕は福島の病院に移ってから3ヶ月で1件しか手術をさせてもらえなかった。

僕の当時の歳だと、僕が患者さんの主治医になって、そうするとイコール執刀医になる。だから、週に一度やっている外来に手術が必要になる大腸がんの患者さんが割り振られたら、それは手術をすることになる。要は、そういう患者さんを一人も振ってもらえなかったということだ。

僕ははじめ、仕方ないよな、と思っていた。その病院で10年も20年も働いている外科医からしたら余所者《よそもの》だったし、なんの後ろ盾もなかったからだ。

だけど、これでは僕の腕が錆《さ》びてしまうし、外科医としてここで働き続けられなくなってしまう。それは別の上司との約束を破ることになるので、絶対にダメだ。

そう思った僕は、とにかく正面突破をしようと思った。他に根回しをして患者さんを割り振ってもらう作戦もあったが、それではいけないと思った。

そこで、何日もかけて「公平な仕事の分配について」という書類を作り、四人いた大腸専門外科医に公平に患者さんが割り振られる案を上司のT先生のところへ持って行った。するど、

「こういうのは、飲み会でやるのがいいんじゃねえかな」

と言う。そこで、外科の大腸グループの医師を集めて郡山《こおりやま》駅前で飲み会をやった。乾杯し、焦《じ》れていたがいつまで経っても本題に入らない。会が1時間を過ぎた頃、T先生は、

「お前にやらせるつもりはない。今のリーダーは俺で、次のリーダーはこいつだ」

とその病院で10年以上働いている外科医を指して言った。そして、

「乗っ取るつもりか」

とも言った。

僕は一瞬目の前が真っ暗になりかけたが、ぐっとこらえて「自分は乗っ取るつもりなどない」こと、「次のリーダーはその先生でいいと思う、自分にそういう野心はない」こと

を伝えた。

T先生は意外そうな顔をし、ホッとしたようだった。

そのあとから、僕は手術ができるようになった。たまたまではない。そこで得たロボット手術の技術が、また僕を飛躍させた。僕は業界の重鎮《じゅうちん》ばかりが書く手術教科書を、偉くもないのにたくさん書くことになったのである。

正面突破は人生の扉を開く鍵なのだ。

5 同期の死が教えてくれたこと

心臓マッサージ

1ヶ月の過酷な食道外科を終え、3ヶ月の麻酔科生活、そして内科の研修が終わると、残りは10ヶ月連続で胃や大腸など、さまざまな外科での研修が続く。

ある初冬の日曜日の朝のことだった。

外科研修で疲れ果てていた僕は、扉の外の足音で目覚めた。なにやら話し声もする。

病院の敷地内、古ぼけた寮の2階の部屋に住んでいた僕は、寮の周りに車が来ていることにも感づいた。

しかし、両手両足に鎖がつけられたように重い。僕は起き上がれず、唯一7時まで寝ることのできる日曜日の朝、薄い布団で再び眠りについた。

7時になんとか起き、共同の風呂場へ行く。熱いシャワーで目を覚ますと、自室で白衣に着替えた。

病院に着くと、いつものように外科患者さんの「フローシート」と呼ばれる一覧を見た。そこには患者さんごとの体温や脈拍、食事量や排便回数などが書かれている。

30人ほど見終わったところで、2学年上の先輩医師が来た。

「中山、お前、大変なことになってるぞ」

見ると顔が青ざめている。

「救急外来に行け」

わけもわからず走った。担当患者さんの急変か大出血か、誰かが暴れているのか。

エレベーターを待てず9階から一気に階段で1階へ駆ける。救急外来に着くと人だかりがあった。医者が20人はいただろうか。

隙間から見えた光景に、僕は目を疑った。

なんとベッドに乗せられた同期の研修医の男を、また別の同期が心臓マッサージしているではないか。口には透明なチューブが刺さり、気管挿管もされている。

心肺停止に違いなかった。

僕は大声で、一番仲の良かったその同期の名を叫んだ。

周りの医師たちが代わる代わる心臓マッサージをしていく。2分に1回、強心剤が打たれる。僕は呆然と立ち尽くしていた。

しばらくして、3学年上の先輩医師に、

「心臓マッサージをさせてください」

と言った。彼は、

「後期研修医より上の学年の医師だけにさせている」

と断ったので、僕はもう一度、

「それでもさせてください」

と言った。僕の目を見て、その医師は許可した。

それからどれだけの時間が経っただろう。

気づけば、結婚式参列で遠方にいた一人を除く11人の同期全員が集まり、それぞれが心臓マッサージをした。

何が起きているのか、まったくわからない。ただ、朝冷たくなった状態で発見されたらしい。家族が来て死亡確認となった。

その日は同期全員で近くの焼鳥屋へ行き、みなで泣いた。

翌日、目を腫らした僕は助手をするため朝から手術室に行った。

サンダルに履き替えると、それは死んだ同期の名前が書かれたものだった。

僕はしばらくそれを履いた。お前の分も立派な外科医になるように。厳しい修業にも耐えられるように。

あれから10年以上が経った。今でも命日には同期で集まる。僕は、お前に恥じぬような医者になっているだろうか。

君への手紙

人生には締め切りがある

友との、つらい別れ。大好きな人との別れ。できたらそんなことは一生経験したくない。

しかし、この世に生まれて生きる以上、避けることはできない。

仏教の教えで、人生の苦しみの一つに「愛別離苦《あいべつりく》」というものがある。愛する人と別離する苦しみは、遠い昔からみなが経験してきたことなのだ。

僕は息子である君たちや、奥さんのことを心から大切に思っているし、いなくなったら生きていけるかわからないくらいつらい。だけど、別れは必定《ひつじょう》だ。

この世界がどうなろうとも、科学がどれほど進歩しようとも、僕が君たちと別れることだけは100%決まっている。残念でならないけど、そういうふうにこの世界はできている。

同じように、君はいつか必ずこの世界からいなくなることを知っていてほしい。

人間の死亡率は100%だ。

死ななかった人は、歴史上、誰もいない。これからも現れることはない。君は必ずいつか死ぬ。僕もまた、いつか必ず死ぬ。

だから、僕は死ぬ前に、君たちに僕の手痛い失敗から学んだことを伝え、少しでもこの世界を生きやすくしたいと思ってこの本を書いた。

これを書いているのは2024年の1月23日、火曜日だ。朝は6時半に起きて、ママと一緒に君たちを起こし、朝ご飯を食べさせた。一緒に保育園に行こうと提案したけど、僕の仕事の時間が来てしまったので、ママに任せて僕は一人で車に乗り、病院に来た。

明日、トラックに轢《ひ》かれて死ぬかもしれない。大きな病気になり、来月死んでしまうかもしれない。僕はずっとそうやって生きてきた。

言い換えると、僕は「自分がいつか死ぬこと」を「人生の締め切り」と考えてきた。

締め切りというのは、「絶対に守らなければならない、この日までにしてくださいという決まり」のことだ。

締め切りが来る前に、どうしてもやりたいことをやっておきたい。15歳の頃、僕はそう思った。そうして、自分の心の声を聞いたんだ。

「なあ僕、僕は本当は何がやりたいの？　生きている間に」

という具合に質問して。なかなか僕の心は答えてくれなかったけど、何度も尋ねたらやっと声が聞こえた。

「医者になりたい」

だから僕は、僕の心の要求に応えるために必死に勉強をしてなんとかギリギリ医者になった。

33歳になった時、僕はとても仲の良い友達に聞かれた。

「ねえ、本当は何をしたいの？」

と。また僕は、僕の心に質問した。本当にやりたいことって何？　生きている間に、って。

すると、僕の心は今度は、

「小説を書きたい」

と言った。正直、僕は少し驚いたけど、でも小説を読むのは好きだったし、いつか書きたいとぼんやり思ったこともあったのだ。決心して小説を書き出した。

本屋さんに並ぶまで3年以上かかったけど、僕は小説を書くようになった。その友達が死んでしまったあと、僕はお墓に報告に行った。

「本当にやりたいことを聞いてくれてありがとう。小説を書いたよ」と。

君も、いつか自分の心に聞いてみるといい。

「いつか君は死んじゃうのだけれど、それなら本当にやりたいことって何？」

それこそが、君が人生をかけてやるべきことだ。

6 大人が表で言わないお金の話

——研修医の給与

研修医2年目の日常

苦しい1年目が終わり、2008年の4月になると、僕ら研修医は2年目になった。するると、当然だが医者の後輩である1年目の研修医がやってきた。

東大卒のやたら頭のいいメガネ男子、ミス日本だった女子、生意気な私立医大卒の女子など、百花繚乱であった。僕は喜び勇んで教えようとした。

今思えば、「人に教える立場になる」ことで、1年目にぼっきり折れたプライドを取り戻そうと躍起になっていたのかもしれない。それくらい、どこへ行っても新人扱いの1年間、ベッドさえ満足に押せない僕の自尊心は地に落ちていた。

そのころ乳腺外科のよく太ったAという医師に言われた。

「中山くん、今きみは女性からモテないでしょ。当たり前なんだよ、研修医の間は自信がゼロになるからね。そういう男はモテないんだ」

なるほど図星だった。一度だけ、友人が女性を紹介してくれたことがある。

どこで会えば良いかわからず、唯一土地勘のある上野駅で待ち合わせ、そのまま美術館へ行きモネ展か何かを見て、インドカレー屋でカレーを食べた。細身の聡明そうな女性だったが、まったく盛り上がらなかった。

それでも彼女が欲しい僕は果敢にもう一度誘い、やはり上野で美術館からインドカレーへとお連れした。その後、二度と電話に出てもらえなくなった。

その頃、鹿児島大学時代の同級生が結婚式をするから来いと言う。

喜んで帰鹿し、祝儀を3万円包んだ。夜はサッカー部の後輩を15人集めて、天文館で大きな宴会を開いてカッコつけようとポンと全額払うと8万円だった。

予定が見えない研修医だから航空券を早めに買うことができず定価の7万円かかる。給料は手取りで20万円ちょっと、寮費4000円や食費、医学書代を引くと残りは15万円ほど。

大赤字の鹿児島結婚式は、再びやってきた。節約すべく毎朝食をサンドイッチからおにぎりに変更していたが、それでも足らず同期に金を借りて無理に帰鹿した。

3回目は親友と言ってもいいサッカー部同級生の結婚式だったが、ついに行くことは叶わなかった。

親に借金をお願いしたが断られたのだ。僕はまぎれもなく医者だったが、サンドイッチも食べられず親友を祝福することもできなかった。先日、離婚したと連絡が来たのでまあ行かずとも良かったかもしれない。

どうにも切ない話ばかりだが、いいこともあった。手術を執刀させてもらう機会に恵まれたのだ。

鼠径ヘルニア、いわゆる昔で言うところの脱腸《だっちょう》。

怖いベテラン外科医が患者さんをはさんで向かいに立ち、僕は執刀医の位置でメスを持った。

「ここ切って」

「ここつまんでひっぱって」

言われた通りに動くのみだ。手は震えこそしなかったが、肩には信じられないほど力が入っている。

手先の器用さも、人体の構造の理解も足りない。

まさに「ここ掘れワンワン」手術だった。執刀と言っても、9割以上はベテラン外科医が行ったのだ。

それでも、手術を執刀した事実に僕の頭は沸騰した。大興奮のまま赤い顔で研修医室に戻ると、

「すごいじゃん！」

「よっ、外科医！」

と拍手喝采だった。研修医室の窓からはよく晴れた空が見えた。

外科医として、小さな一歩を僕は歩み始めていた。

君への手紙

手取り20万円の使い道

お金の話をしよう。

研修医の間、僕はこんなふうに全然お金がなかった。

いただいていた額は決して少なくはなかったが、結婚式に行ったり高額な教科書（医師向けの教科書は平気で一冊1万円する）を遠慮なく買ったりしたせいで、2年間の研修医生活が終わった時に僕は借金を抱えていた。

それからちょっとずつ給料は増えたが、僕は相変わらず使い続けていたので、なんと35歳で結婚する時に貯金がゼロだったのだ。信じられないかもしれないが、本当だ。

でもこれには理由がある。僕は、貯金はゼロだったが、お金を「自己投資」していた。僕が医者になって3年目から9年目までの間、世の同世代の医者の年収の半分の額しか病院からもらわなかった。だが、僕は授業料だと思っていた。世界トップレベルの外科医から手取り足取り手術を教えてもらえるのだ。毎年何百万円を誰かに払っているつもりだった。

いつかきっと取り返せるだろうし、取り返せなくたって何千万円かの支払いで、僕は外科医としての階段を一段飛ばしで駆け上がることができるのだ。それは苦にならなかった。

さらに、国際学会に毎年行った。飛行機代と宿泊代を考えても20～30万円はかかる。それに学会参加費が10万円くらい、現地で飲み食いして10万円くらい。合計50万円くらいを毎年使っていた。国際学会に行くためにはそれ相応の研究成果がなければならないが、上司がかなり面倒を見てくれたので毎年行けた。多い年には年に2回行った。

大変なお金がかかるが、僕はこれも「いろんな国に行ったことがある、そして国際学会で何度も発表したことがある」という自己投資だと考えていた。親しい上司や後輩と行く海外は楽しかったということもある。

自分の技術や知識を向上させるために、お金をどんどん使う。

若いうちは、この自己投資という考え方はとても大切だ。幻冬舎社長の見城徹さんが「35歳までは貯金はいらない」とおっしゃっていた通り、僕は初めての本の出版でいただいたお金（印税という）もすべてすぐに使い切った。見城さんから教えてもらった一流レストランに、大切な友人や彼女（今の奥さんだ）と次々に行き、あっという間にゼロになった。

でも、そのおかげでいろんな人と人間関係を深めることができたし、目が飛び出るほど美味しいものも食べられたのだ。これもまた自己投資であったと思う。

とまあ綺麗事を並べ立てたのだが、結局のところ僕はお金が嫌いだった。

お金に媚びる自分も、お金の持つ魔力（実に多くの人の人生を台無しにする）、お金の存在そのものが嫌悪の対象だった。

さらに本音を言えば、僕という人間はひとたびお金を求め始めたら止まらなくなり、金の亡者《もうじゃ》になってしまうだろう恐怖があったのだ。

お金持ちは偉く見えて媚びてしまい、お金を持たない人は蔑《さげす》む。そういう、自分が一番なりたくない種類の人間になってしまいそうだった。

だから、お金を自分から遠ざけたのだ。自己投資だと思っていたのは30％くらいは事実だけど、残りの70％はそういう理由でお金を貯めなかった。

僕の直感はある程度は当たっていて、たとえばお金がたくさんあってもちっとも幸せそうじゃない人を僕は何人も知っている。一方で、お金はないけど毎日楽しそうな人もたくさん知っているのだ。お金の多寡《たか》（多い少ない）だけで、幸せかどうかは決まらない。

学校では教えてくれないこと

ここで、多くの大人が言わない、しかし一番大切なことを言いたい。

「お金で買える幸せは、確実に存在する」ということだ。

お金ってなんだろうか。

君たちが大人になる頃には紙幣とか貨幣という形はめったに見なくなるかもしれないが、お金とは、「価値と引き換えができるチケット」だ。チケットがわかりづらければポイントでも権利でもいい。

価値とは、たとえば美味しいご飯だったり、綺麗な服だったり、大きな家だったりする。僕は毎日病院で大腸がんという病気にかかった人を、いろんなリスクを背負った上で治し、国からお金をもらった病院は、僕にその一割くらいをくれる。僕が差し出した価値を、チケットとしてくれるのだ。

それをそのまま「いつか僕が大腸がんにかかった時に治せる券」としてだけ使えるのではなくて、これが君たちを遊園地でジェットコースターに乗せたり、雨の日に使う傘を買ったりするために使えるのだ。とても便利だ。

「お金で買える幸せは、確実に存在する」

どういう意味か説明したい。

僕の親にお金があったから、僕は医者になるという夢を叶えることができた。一生懸命、病院で働いてお金をもらっているから、トンカツ屋さんだってうどん屋さんだって好きな時に行けるのだ。そして、僕は今お金を貯めている。ある日、僕がさらわれたり死んでをしまったりして突然いなくなっても、君たちが自分でお金を稼げるようになるまで（日本ではだいたい大学卒業の22〜24歳までだ）にかかるお金を貯めているのだ。

このお金があれば、僕がいなくても君たちは好きな学校に行けるし、大学を出るまでお金に困ることはあんまりない。君たちのママだって、大変な思いはするだろうけど飢え死にすることはない。

だから僕は今、必死でお金を稼ぎ、なるべく使わないようにしているんだ。

そして、もう一つお金について大切なことを伝えたい。

「お金は、嫌なことを減らす道具である」ということだ。前述したように防具と言ってもいいし、ディフェンス力を上げるものとも言える。

お金があるから、寒い日に暖かい服を着て風邪を引かないですむ。お金があるから、誰かが困った時にすぐ飛んで行ってあげられる。どうしてもお金が足りなくて困っている人に、そのままあげることだってできる。

そしてすごくお金があれば、やりたくない仕事はやらなくていいし、好きなことだけをして生きていける。もっともそんな人はほとんどいないし、好きなことだけをして生きていても3日で飽きるらしいけれど。

僕は、15歳の時に、「小説家になろうか」という思いが頭をよぎったことがある。

小説家はどうやったらなれるのかよくわからないけど、すぐなれそうな気がした。本を読むのは好きだったし、書くのもきっと上手だろうと思った（のちにそれは勘違いで、大変なトレーニングが必要だと気づく）。

一方で医者になるには、大学の医学部に合格しなければならない。医学部の偏差値は高く、入るのがとても難しい。特に英語と数学と理科が壊滅的にできない僕の成績では、絶対に入れない気がした。

1年間ずっと悩んだ。ここで一生が決まると思ったからだ。

その時、『青春の蹉跌《さてつ》』（石川達三・著）という小説を読んだ。これはぜひ中学か高校の時代に読んでほしい本だ。司法試験という、日本で一番難しいとされる試験の合格を目指す大学生が主人公だ。貧乏で、お金を借りて学費を払い、そのことが恋愛にまで影響して苦しむ話だ。

僕はこれを読んで、「まずこの世界できちんと金を稼いでいかねばならない」と思った。この世界は生まれつき金持ちな人がいる一方で、そうでもない人が大勢いるというとても不公平なところだ。

そして、確実なことなどほとんどない、予測不可能な場所でもある。そんな場所で、しかしひとりで金を稼いで生きねばならない。これは大変なことだ。

そしてとても残念な事実だが、この世界は誰かに勝たなければ、誰かから奪わなければ自分の持ち分は増えない。僕が医学部に入った分、誰かが落ちているのだ。少なくとも、誰かに勝たなければならないのだ。

小説家では、金など稼げそうにない。僕が通っていた中学・高校では、学年で何人か面白い作文を書いたものが選ばれ、聖光芸苑《せいこうげいえん》と名付けられた小さい冊子に載せられるという取り組みがあった。僕は一生懸命いろんな文章を書いたけど、聖光芸苑に載ったことは一度もなかった。

同級生の中には、本格的な小説を書いて載せているやつがいた。この200人の中だけでも選ばれない僕の文が、本屋さんに並び、同時代の天才作家たちだけでなく、夏目漱石や太宰治と戦う。まったく想像がつかないことだった。

僕は「小説家になりたい」というカードをそっと心の奥底のポケットにしまった。

僕は頭も良くないし、何か天才的なセンスがあるわけでもない。

だから、情けないけれども国家に保証してもらう資格に頼ろう。そう思い、医者という道を選んだ。僕の自己分析は不幸にも当たっていて、受験勉強に苦しみ、高校を出てから丸2年も予備校に通う羽目にはなったのだけれど。

まさか医者になってから「小説家になりたい」が顔を出してくるとは思わなかったし、本当になれるとは思っていなかった。でも、僕みたいな考え方もあるよというお話だ。

7 医者として見てきた〝死〟の裏側

ざらりと冷たい手触り

研修医生活も2年目になると、あれこれ勝手がわかるようになってくる。

同期の研修医たちとの情報交換は盛んで、

「9階病棟看護師Kさんはかなり意地悪だが、部長と不倫しているらしい」

「同期入職のカジーという子がめちゃくちゃかわいい」

「循環器内科のO先生は回ってくる女性研修医に院内用メールから食事に誘うらしい」

など下世話なものも含めて実に役立った。患者さんとの会話も上手くなってきた。

とは言えただの研修医であり、なんの決定権も持たない。それらしく振る舞ってはいた

が、多くの患者さんからは、

「いつ退院できるか主治医の先生に聞いといてくんねえかな」

と御用聞き《ごようき》のように扱われた。それでも病院現場の一員であることが嬉しかった。

勤めていた病院はがんの専門病院だったから、どの科に行っても基本的にはがんの患者さんばかりを担当した。胃外科では胃がん、大腸外科では大腸がん、呼吸器科では肺がんという具合だ。そうなると、がんの終末期の患者さんも一定数担当することになった。

僕は足繁く病室に通っては、なんでもないお話をした。高齢の女性、中年の男性、20代の男性、30代の女性。話すことなんてなかったし、やれることはあまりなかった。だからせめて顔を出そうと思ったのだ。

もちろんみな、亡くなった。僕は聴診器と腕時計、ペンライトを携えて病室に入ると、

「心臓と呼吸が停止し、瞳孔の対光反射が消失しています」

と言った。そしてちらと時計を見て、

「○時○分、お亡くなりになりました」

と死亡宣告をし、頭を下げた。どんな顔をして言えばいいかわからなかった。

ある主治医は同席して「よく頑張られました」と言った。ベテランナースに促され早々

に部屋を出ると、死亡診断書を書いた。

ある人は家族が泣き、怒り、ある人は家族が読経した。誰も来ない人もいた。

家族のお別れがすむと、僕は針と糸を持って病室に入った。エンゼルケアという、死後のケアをする看護師に言われるがまま、体に入った管を取り除いたり、点滴を抜いたり、人工肛門を縫い閉じたりした。

目が合うと「痛い」と怒られそうで、やる前に「すいません」と必死に手を合わせた。いつもお話をしていた人が亡くなる。これが僕の日常だった。ざらりと冷たい、死の手触り。そうして28歳は暮れていった。

君への手紙

医者は患者の死をどう受け止めるか

自分の担当していた患者さんが亡くなるのは、とてもつらいことだ。なぜなら医者にとって、患者さんは他人ではないからだ。もちろん患者さんにとっても医者は他人ではないだろう。他人ではない人が、ほとんどの場合その意に反してこの世から去っていく。周りのご家族は悲しみ、涙を流す。つらくないわけがない。

僕だって、「初めまして」と外来診察室でお会いしてからというもの、その方の腹を切り病魔を取り去り、そのあともほぼ毎月のように（あるいは2〜3ヶ月に一度）診察室でお会いしているからだ。

「今日は調子いかがですか」のような体に関するお話をするだけではない。

「お孫さん、大きくなりました?」

「今はどんな絵を描いておられるのですか」

「お店、繁盛していますか」

のように、医者の診察は生活に深く入り込んでいる。そういう他愛もない話から、病気の端緒を見つけることもあれば、患者さんが実は困っていることを見つけ解決することもある。そういう関係の人が、亡くなるのである。

いわば患者さんと医者は戦友である。実際に戦うのは患者さんだが、何度も戦いを見ていた経験を持つ医者である僕はいろんなアドバイスをする。戦国時代における武将と軍師の関係と似ていると思う。

戦友を失うことのつらさは、君にも想像がつくだろう。

医者の場合、その専門にもよるが、僕のようながんを専門にしている医者の場合は、こういう喪失が「日常的に起こる」のだ。その精神的なしんどさはかなりのものだ。だいたい月に一人以上は、僕の患者さんは亡くなる。

そのしんどさを逃すため、いろんな方法がある。医者になったばかりの頃は、患者さんが亡くなるたびに呆然とした。ぼんやりと数日はショックを受けていた。

しかし、今はいくつかの方法を身につけた。

医者によっていろんな方法がある。全然違うことをして気晴らしをする。思い切って向き合い、カルテを見返して「ここはこうしたほうが良かったか、いやそのままで良かったか」など検討する。他の医者や看護師と亡くなった患者さんのことを話す。(患者さんの詳細な話はできないが)患者さんが亡くなってつらいということを家族に言う。

どの方法も僕は使う。時と場合によって、ある方法がとても有効だったり、あるいはまったくダメだったりするからだ。多くの場合は、全部を使っている気がする。

これまで200人以上はお看取りをした。自分より若い人もいた。同い年の人もいた。泣きながら亡くなる人がいて、怒りながら亡くなる人がいた。多くの人は、眠るように静かに亡くなっていった。

人の死亡率は100%

僕は今、「死ぬことはそれほど悪いことなのか」ということも思っている。

あまりに多くの人の死に立ち会ってきたから、自分のダメージを和らげるためにそう思っているのかもしれない。

病気にかかって腹が痛くなったり吐いたりしている人はとてもつらそうだ。死ぬということは、それらの苦痛からすべて解放されることでもある。その意味においては、死はそれほど悪くないと思っている。

ただ、これは本人と主治医に限った話だ。その人を愛している人(多くの場合家族だ)は、本人に一分一秒でもいいから生きていてほしいと思う。その気持ちはよくわかる。

でも、繰り返すが人間の死亡率は100%なのだ。いつか必ず、全員が死ぬ。

150年経ったら、これを書いている僕も読んでいる君も、必ず死ぬのだ。それは、雨降りのように自然なことなんだ。だとしたら、病気による体と心の苦しみから解き放たれる死というものは、少なくとも本人にとってはそう悪いものではないのではないだろうか。

こういった長々とした言い訳を一言で言うと、「慣れた」ということなのだろう。

僕は、僕が担当した患者さんが亡くなることに慣れた。悲しみはいつまでも続かない。お看取りをした翌日には、別の患者さんが人生をかけた手術を執刀するからだ。そういう意味で、僕は切り替えられるようになったと思う。

もう一つ別の視点がある。患者さんが亡くなって悲しいという感情の他に、僕ら医者は「自分の治療で治らなかった、生きさせてあげることができなかった」という悔しい感情があるのだ。

がんという恐ろしい病魔との戦いに負けた。自分の持つ技術と知識、そして何千年もかけて積み上げられた現代医学の最新の武器を総動員しても、負けた。

くそ、あの時もしかしてああしていれば。

僕はよくそう思う。もちろん治療方針のすべてを一人で決めているわけではなく、いつも患者さんと相談して決めているし、悩ましい時には医師たちがおおぜい集まる会議で相談し、みんなの意見を聞いて決めている。

医療の現場、いのちの現場には、はっきりと正解がない問いがたくさんあるのだ。僕はそのことを小説『悩め医学生』に書いた。そういう時、どうやって決めるのか。どう振る舞うのか。医者の、生き方が問われるのだ。

8 人の心とは何か

——精神科研修で学んだこと

心を見つめる優しい眼差し

2年目の研修医生活が終わろうとしていた秋の日のことだった。
僕は精神科の研修のため、とある都内の精神科専門病院へ1ヶ月通っていた。広大な敷地に平屋の病棟が点在している珍しい病院で、そこには小山と池、そしてちょっとした林まであった。中には資料館もあり、覗くと「当院はわが国の近代的精神科医療のさきがけであった」云々とある。

医学部の授業で習った通り、明治時代には精神疾患患者さんを私宅監置《したくかんち》と言って自宅に監禁することを許していたのだ。悲惨な状況を問題視し改善に努めた人の銅像もまた敷地内にあった。

僕は精神科医になりたい気持ちもあった。「人の心」というブラックボックスに強く興味があり、精神科医ならばその秘密を知っているのではないか、と想像していたのだ。

病院へ行った初日、僕は度肝を抜かれた。

「よろしくね、ナカヤマ医師」

という不思議な呼び方をしてきたのは研修医の指導を担っていた、まるでタレントかと思うほど見目麗《みめうるわ》しい女性医師だった。加えて話しかけてきたのは、

「せんせぇよろしくな」

とコテコテの関西弁の、かなり派手な化粧をしたいわゆる「ギャル」の女性医師であった。僕は自分の中にあった精神科医のイメージをそっと更新した。

指導医の彼女たちはそれぞれ医師になって4年目と3年目であり、精神科医としては駆け出しであった。その割に、というか、当たり前かもしれないが、精神科の知識は素晴らしいものがあった。

その人の症状のみならず、生育歴、家庭の状況、家族のキャラクターと関係までを把握し、治療に活かす。重症患者さんが改善し、あるいは悪化するのに対応している姿はカッ

コ良く、精神科医になるのもいいな、と思った。

そんなことをちらと指導医たちに告げてみると、

「でも、先生は身体科（主に精神科医が使う用語で、精神科以外の体をみる科の意）に行くもんね」

と軽く流されるのであった。

ある日の夕方のこと。医師たちの会議に参加させてもらった僕はまたしても衝撃を受ける。精神科医による患者さんについての発表が、まるで物語のように流れを持っているのだ。外科の会議と比べても、患者さん一人当たり5倍ほどの量を話している。なんという緻密な把握。なんと美しい構成と発表。まるで短編小説の朗読を聞いているようだ。

これは、とてもではないが自分には務まらない。

まさしく彼らは深遠な人間の心の秘密を、ほんの少しかもしれないがつかんでいるのだ。それも、恐ろしいほどに優しげな眼差しで見つめつつ。僕はそっと心の中の「精神科志望」を消した。

タレント先生とギャル先生とは、精神科研修が終わってから一度も連絡を取っていない。いつか小説で使えそうなキャラクターであった。

君への手紙

他人の心は絶対にわからない

人の心というものは、本当に面白い。

昔の人は、緊張したら胸が高鳴ることから人の心は胸の中にあると考えた。

でも、ここ200年くらいでわかってきたのは、人間の胸の中には心臓しかないということだ。心臓は心の臓器と書くけれど、心を反映しているわけではなく、ただ全身に血液を送ったり戻したりするポンプである。心臓そのものにものを考えたり記憶したりする機能はない。

では、人の心はどこにあるのだろうか。実は、頭の中にある。

そう、脳である。脳はたくさんの電気信号を走らせることによって、いろんなことを考えたり判断したり、時に記憶したり忘れたりする。神経と呼ばれる細い電気コードによって、脳が決めた指令は全身に伝えられる。

たとえば君が手を上に上げたいと思ったとする。

その瞬間に「右手を上げよ」という指令が脳から手の神経まで一瞬（0・1秒以下である）で伝わり、手が上がる。神経を電気が通る時間はだいたい音の速さの3分の1だ。めちゃくちゃ速いわけではないが、まあ人体の大きさを考えればどこに向かっても一瞬で届くだろう。

そして心である脳の機能は、わかっていないことが多いのである。それもそのはずで、脳を使って実験をするのが難しいからだ。人間は脳をいじると手足が動かなくなったり、人間的な感情を失ったり、死んだりしてしまう。そういう司令センターなわけだ。

だから精神科の医師は、人の精神に関わる病気を相手にするのだけれど、研究の対象は脳であることが多い。

僕もまた、人の心に興味があった。おそらくそれとは対極の専門である外科を選んだわけだけれど、それは、きっと人の心について考え続けたらいつか自分の心を壊してしまうに違いないと思ったからだ。

僕は研修医の頃、精神科の医師に言ったことがある。

「私は自分の精神の脆弱性《ぜいじゃくせい》に気づいているので、精神科医になるのはやめておこうと思います」と。

すると、その精神科医は「賢明な判断だね」と言った。

おそらく、そうでない人がけっこう多いのだろう。

こんな、わからない心のことだから、僕は一つだけ忘れないようにしようとしていることがある。

それは、「自分以外の他人が考えていることは絶対にわからない」ということだ。わかるよ、君の気持ち、と言ったことがあるけれど、本当は全然わからない。

特に恋愛において、君は苦しい思いをたくさんするに違いない。それは多くの人が通った道でもあるのだけど、苦しむ理由は、相手の気持ちがまったくわからないからだ。

では、わからないからと諦めて良いのだろうか。

どうしても好きな人がいて、こちらを向いてもらいたい。自分に関心を持ってもらいたい。そう思うのが自然だ。

そうなると、どうすれば相手の心がわかるのだろうか、と考える。極めて難しい問題だ。だけど、一つだけ、たった一つだけ、微かに相手の心がわかるかもしれない方法がある。

それは、「相手とたくさん話をすること」だ。

なんだそんなことか、と思うかもしれない。あるいは、たくさん話をしたって本当の気持ちを話してくれないかもしれないじゃないか、と思うかもしれない。

それでも、相手と話をするんだ。

そうすると、とても幸運だったら本心を話してくれるし、そうでなくても、話し方や表情、言葉の選び方から、相手の心が少しでも想像できる。

絶対に相手の気持ちはわからないという前提で、でも少しでもわかりたいから一生懸命たくさん話をする。僕はそうやって生きてきた。

逆に言うと、そのための最高のトレーニングは恋愛だ。なにがなんでも相手の気持ちが知りたくなる、そんなものは人生において恋愛くらいしかないからね。

9 組織を離れる時のしたたかな計算
――医局のレールを外れる

医局に入らない選択

秋になった。上京して憧れの東京の病院で働き始めた僕は、2年目の後半にさしかかり研修医生活を終えようとしていた。

2年で配属された科は、内科6ヶ月、外科9ヶ月に加え、1ヶ月の精神科、産婦人科、地域の開業医、保健所、放射線科など多岐にわたった。

一通り勉強が終わり、そろそろ自分の専門を決めねばならない。

僕の病院では最初から外科系・内科系と決められて研修医を採用する。僕は外科系だったから、そのまま外科医になるのだ。

問題は、どこで外科医をやるかだ。選択肢は二つ。

そのまま都立病院に残り、後期研修医であと3年学ぶ。

もしくは、どこかの大学医局という大きな組織に入り（基本的にどこでも入ることができる）、そこの教育システムに乗っかっていく。医者の9割は医局に入るのだ。

ふつうは医局を選ぶのだが、実は僕が勤めていた都立病院は外科で有名な病院であった。国内の第一人者の外科医が何人もおり、よく海外から外科医が見学に来ていたほどだ。学会などで他の病院の手術動画を見ることがあったが、鈍行と新幹線くらいの違いがあるように思えた。

このままここですごい外科医たちに学べば自分も一流になれるかもしれない。

しかし医局に入らなければ、3年学んだあとの勤め先がない。医局に入れば、医局の持ついくつかの関連病院に数年ごとに転勤となり、勤め先に困ることはない。

悩む僕に、外科の同期の医師は、

「たった2年でこの病院から何か学んだつもり？」

と煽《あお》っていた。また別の同期は、

「同じところにずっといるとダメになる、澱《よど》んだ水たまりみたいに」

と言った。

当時もっとも信頼していた2学年上の本多という先輩外科医に相談したら、

「医局に入ったら年功序列、すべて順番待ちになる。中山の能力や努力と関係なく成長スピードが決まる。階段を一段飛ばしで上がりたいなら入っちゃダメだ。先のことは、また考えればいい」

と言った。

この一言で僕は医局に入らないことに決めた。

人生を大きく決めた、西日暮里駅前の寿司屋「春鮨《はるずし》」だった。

研修医最後の日。僕は白衣を脱ぎ、似合わぬ安スーツを身にまとい病院講堂の式典に参加した。白衣姿の指導医たちがずらりと並ぶ。つらかったこと、苦しかったことばかりの2年間であった。

それでも、修了証をもらうと涙が出た。

12人の同期のうち、四人が別の病院に移ることが決まっていた。病院正門の桜が研修生活を生き延びた僕らに笑いかけ、生きられなかった友を弔《とむら》っているように見えた。

「先は、また考えればいい」

医局に入らない、つまり医者の中でマイノリティ（少数派）として生きると決めた僕は、頭の中でしっかり損得勘定《そんとくかんじょう》をしていた。

計算なしに過酷なほうに飛び込んだわけではない。そこにはしたたかな戦略があったのだ。

僕は、君に「自分の頭で戦略を考えてほしい」と前にも伝えたが、実例を示したい。僕の人生をかけた実例だ。

ちょっと説明すると、外科医の9割は医者になってから3年目（まれに6年目）に医局という組織に所属する。医局というのは、「〇〇大学外科学講座」などと名前がついていて、大学ごとに、そして科ごとにある。

自分がどこの大学を出ていても関係なく、だいたいどこの医局にも入ることができる。

昔は外科や内科を選ぶ人が多かったのだが、今は大変な割に給料が少なかったり生活の自由がきかないことでだいぶ減ってきたから、どの医局も医者集めに必死だ。

医局に入ると、だいたいそこから15年くらいどんな人生を歩むかが決まる。

一例を挙げると、3年目に入局したらまずはその医局の関連病院と呼ばれる病院に1年ずつ3ヶ所行く。そこで外科の基本を叩き込まれたら、次は大学病院で3年間働く。その後、よほど他に希望がなければ大学院に入学し、医者をやりつつ研究をする生活を4、5年やって（うまくいけば）医学博士となる。その後はまた関連病院に行き手術の修業を数年し、その後はまた別の関連病院に移るか大学病院に戻るかする。こんな具合だ。

とても整った教育システムであり、かつ地域に定期的に医者を派遣できる仕組みだ。ここに入れば、まあよほどのことがない限りは一人前の外科医になれる。

僕は情報を集めた。医局に入った外科医、入らなかった外科医から話を聞いた。そして自分なりにまとめた結論はこうだった。

「医局に入ると確実に一人前の外科医になれるが、飛び抜けた技術を持つ外科医になれなそうだ」と。そして、「医局に入らないと、下手したらひどい外科医になってしまうが、飛び級をしてより高いレベルの外科医になることができる可能性がある」とも考えた。

おおげさに言えば、この世のすべてのものは、リスク（危険や良くないこと）をある程度取らなければ、人と違うレベルになることはできない。人と同じことをしていては、人と同じ結果しか出ないのだ。

だから、僕はこの外科医人生を危険なほうに賭けた。

自分の才能を信じた、というのはカッコつけすぎで、大丈夫かな、ダメかもな、でも平凡で終わりたくない、だったら挑戦してみたい、と選んだのだ。

まるで「暗闇でジャンプ」するような気持ちだった。着地ができなければそれでゲームオーバー。

でも、前にも言ったように、「選択」とは、何かを選ぶことではない。選んだ選択肢があとから「やっぱり大正解だったな」と言えるように、人が休んでいる間におそろしいほどの努力をして現実世界を捻じ曲げることだ。

僕はその覚悟を持って、医局に入らないことを自分で決めた。

「先のことはまた考えればいい」という先輩の言葉は背中を押してくれた。

でも、最後に決定する時は、僕は誰にも相談はしなかった。人に決めてもらったら覚悟が弱くなるからね。

その結果、どうなったか？

果たしてそれから16年が経った。

僕は、最初の5年くらいは「なんでも人の3倍やろう」と決めた。2倍じゃ、抜きん出ることはできない。一日は24時間しかないから、僕は人の倍のスピードでやり、さらに人の倍の時間をかけた。手術の練習も、同僚が1時間やるなら僕は2時間、という具合だ。

自分の外科医としての技術を評価することは簡単ではないが、おそらく僕の技術は抜きん出ていると思う。厳しい環境で人の3倍を続けたのだから、当たり前だと思っている。

僕は外科業界の「超重鎮しか手術教科書を出さない」慣例を破り、42歳という若さで手術の教科書を出した。今もまた次の手術教科書を作っている。

僕は階段を駆け上がった。賭けに勝ったのだ。

僕は合格率24％の手術ビデオ試験に最速で合格した。現実は僕の努力で捻じ曲がったのだ。

でも、決して偉そうにしちゃいけない。

僕を教えてくれた外科医や多くの人に助けてもらってのことだ。神輿《みこし》に担がれていることとを忘れてはならない。

僕はいただいた技術を目の前の患者さんの手術をすることで還元し、同時に全国の外科医の教育のために教科書を書いたり講演をしたりしている。加えて、医局に入り、地道に地域の医療に身を捧げながら外科医として踏ん張る医師たちを心から尊敬している。

僕みたいな利己的な人ばかりでは、この世界は成り立たないのもまた事実である。

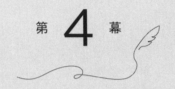

第4幕

人生の扉を開く鍵

新人外科医の成長

1 上司との軋轢《あつれき》

――キャリアを妨害されたら？

後期研修医のはじまり

2007年に鹿児島大学医学部を卒業した僕は、東京の病院で2年間の研修医生活を終えた。

3年目からは、その病院では「後期研修医」という立場になる。一度退職をして、就職試験を受験し合格すれば後期研修医になれる仕組みだった。

とは言っても、2年間の研修医生活を過ごし、そのまま持ち上がりとなる。いわゆる内部進学のような僕らは、ほぼ無条件で合格するという暗黙の了解があった。

あんな大波乱があるとは、夢にも思っていなかったのだ。

かねてから苦手だった、とある外科のI部長。院長にはペコペコ、下には横暴という絵に描いたようなロクでもない男だった。

Iはその病院で20年以上も勤務している古参で、さらには後期研修医の採用試験の責任者であった。Iには手下のような、異常に媚びへつらいのうまいキツネのような40歳くらいの医師が4年限定で地方から勉強に来ていた。

「I先生、さすが歴史に残る名医の手さばきは違うもんですね」

なんてことを臆面もなく言うキツネに、Iはすっかり転がされていた。

ある時、Iの指示で僕はキツネの指導のもと学会発表をすることになった。

「お前、鹿大出身なの？　馬鹿大か。へっへっへ」

どうしようもない男だったが、従わないわけにはいかない。

ある日の夜8時を過ぎた頃。手術と業務が終わったタイミングでキツネに、

「今夜、俺当直で病院に泊まってるからお前も付き合えよ。学会発表の指導をしてやるから」

と言われた。

僕は困惑した。というのも、数日前から3歳上の親しい外科医と食事に行く約束をして

いたからだ。迷いに迷い、

「すいません、今日は予定がありますので」

とキツネに断りの電話を入れた。それがだいぶ癇《かん》に障《さわ》ったようで、

「もういいよ、お前の指導はしない」

という言葉を投げつけられた。

仕方ないよな、と思いつつも食事に行った。翌朝から、キツネとIは僕を無視するようになった。あとから聞いた話では、キツネがIに、

「中山のやつ、自分の指導を無視して飲みに行ったんです」

と報告したらしい。

タイミング悪く、その1ヶ月後に後期研修医の採用試験があった。

Iの面接は厳しかった。研修医風情が知るはずもない、米国学会で発表されたばかりの最新の臨床試験の結果を詳細に問い、答えられないと、

「そんなことでは辞めてもらわねば」

と笑った。

その二週間後、他の上司の医師から「中山、お前は試験に落ちるかもしれない」と耳打

ちされた。「Iがお前に最低点をつけている」と。

とは言えなす術がない。祈るような気持ちで発表を待つと、合格していた。最低点、ビリでの合格だった。

僕は憤ったが、その後もIの指導は続くのだ、何もできるはずがない。嫌がらせは続いたので、僕はIの失脚工作を始めた、となれば小説にでもなろうが、やれることといえばせいぜいが呪うことくらいだった。

Iは、僕の心の、Iを尊敬していない、それどころか尊敬とは真逆の感情に気づいていたのだろう。僕は、自分という人間は本心を隠せないこと、そして大きな組織では出世できないことを学んだ。

君への手紙

自分の心に嘘をつく必要はない

若い頃には、このエッセイみたいなことを誰しも必ず一度は経験する。組織や上司が生理的に受け付けられない、それを上手に隠して付き合うこともできない。かと言って従わないと組織で居場所がなくなる。

もし君がそういう立場に置かれたら、僕はどうアドバイスをするだろうか。

選択肢を整理しよう。
①自分の正義や価値観を突き通す（その場を去るという決断を含め）
②妥協し、Ｉのような上司を尊敬しているふりをする
③Ｉのいいところを探し、尊敬できないかどうか検討する
こんなところだろう。

僕は、②を選んだ。それが一番穏便だったし、なにより「この職場で学び続けたい、働き続けたい」希望を叶えるにはそうせざるを得なかったのだ。
③は、小学校の道徳の授業で正解として選ばれそうな選択肢だ。もちろん、嫌な人のいいところを探し、尊敬できないかどうかを考えることができたら素晴らしいと僕も思う。でも、僕にはできっこない。できる人は本当に一握りだろう。
かと言って、①を選ぶかどうか、ということも考えてみたい。

まっすぐ、自分の心に１００％正直に生きるとしたら、この選択肢を選ぶだろう。もちろん自分の正義や価値観を突き通す方法はいろいろあって、突然Ｉの部屋へ行ってキレ散

らかし、大声で怒鳴ってそのまま仕事を辞めるやり方もある。何人かそういう人を見た。

Iに直接、「こういう経緯でした。なぜ私が無視されなければならないのですか」と問う方法もある。キツネに同じことをする手もないわけではない。

44歳のおじさんになった今なら、そういう不当な（少なくとも僕にとっては不当と思えた）扱いをされたことに、当の本人とその他の関係する人に穏やかな口調で抗議することができる。

でも、当時の僕の立場からして、そんなことは恐ろしくてできなかった。怖かったのだ。僕はなんの後ろ盾もないただの研修医で、向こうはその病院で20年以上働いている偉い人だった。歳の差だって親と子くらいあったのだ。

僕の友達には、いつも①を選んで生きている人がいる。とても立派だし、カッコいいと思うが、とても生きづらそうにしている。純粋でまっすぐに生きると、それだけ傷つく。それがこの世界だ。

僕は②を選んだと言ったけれど、それはそれで泣くほど悔しい選択だった。僕だって自分の生きたいように生きたい。おかしいことはおかしいと声を上げたい。

だから、僕は「演じる」ことにした。まるで映画やドラマの登場人物を演じる俳優さんのように、僕はこの病院の、Ｉに従順な研修医を演じるのだ。ある程度はうまくいった。

この世界を、本音だけで生きている人は実はいない。

そういう人は残念ながら短命だ。芸術家に多いが、作家、ミュージシャン、漫画家など、自分の正義や価値観を突き通す人は生きづらく、ほとんどの場合は若いうちに命を断ってしまう。

それはそれで本人の美学なので否定しないが、見ていて気の毒なほど苦しそうだ。

だから、演じるのだ。

僕だけじゃない。学校の先生は学校の先生みたいな人を演じているし、お医者さんはお医者さんっぽく演じている。お店の店員さんだって、本当はイライラしていたってにこにこと演じて接してくれている。そうやって、この世界の人々はきしみがちな人間関係に潤滑油を差しているのだ。

自分に嘘をつかなくていい。

「アイツはクソだ、どうしようもない」と思うなら、そしてそれがとても正当なことなら、その思いを無理にかき消さなくていい。その代わり、毎日会わなければならないアイツなら、演じることだ。

ちょっとでも演じれば、それは相手に伝わる。でも大丈夫。演じていることがバレていても、「気をつかっているのだな」ということは伝わる。

そうすれば、少しずつ関係は改善する。自分の心だって死なない。

因果応報《いんがおうほう》という言葉がある。もともとは仏教の言葉で、「過去に行ったことに応じたそれなりの結果が生じるよ」という意味だ。良いことをすれば良いことが返ってくるし、悪い行いをしたら悪いことが起こる。

僕は、これまで44年間生きてきて、本当に因果応報だなと思っている。真っ暗闇の中でひとり悶え苦しみながら小説を書いていたことは、作家になり、たくさんの人に「面白かった」「感動した」と言われる今につながっている。

歯を食いしばった経験は、いつか君が求めてやまない結果をもたらすだろう。

エッセイには実は続きがあった。新聞社の人に「これは書きすぎです」と言われ削除したのだ。

「Iはその後、別の部下に陥れられ失脚、切望していたあの病院での出世の道が絶たれ、自ら病院を去った」

Iもまた、因果応報だったのだ。

2 その話は伝わっているか

――チーム医療で動く

外科医のプレゼンテーション

医者3年目になると、研修医のようにさまざまな科を回って勉強する立場ではなく、「外科医」になる。つまりずっと外科に所属し、外科の業務ばかりをやるのだ。

夜遅くにしょぼしょぼしょぼした目で皮膚を縫いながら、「自分はついに外科医になったのだ」としみじみ思う。

朝の出勤は7時。病院敷地内にある風呂トイレ共同6畳の寮から、3分で9階の外科病棟に着く。化粧の剥げかけた夜勤看護師さんから患者さんの様子を聞く。

「○○さん、せん妄《もう》で一晩中暴れていました。先生どうにかしてください」

とグチを聞くこともしばしばだ。隣では、2学年上のH先生が恐ろしいスピードでカルテを書いている。東北大ボート部の体躯堂々たるH先生は力が有り余り、キーボードを壊しそうな強いタイピングだ。負けじとパソコンを睨みつける。

「中山先生、誤字がありましたので直しますよ」

「下剤の量が間違っているので処方し直しました」

細かいミスを次々に指摘される。

7時半になるとH先生はいったん姿を消す。院内のコンビニで、昆布のおにぎりとブラックの缶コーヒーを買うのだ。食べ合わせが悪そうな、毎日同じこれらを買うH先生は変人だと思っていた。白衣を週に一度しか交換しないクセもあった。

7時50分になると二人で2階の会議室に降りていく。

「先生、今日の発表は大丈夫ですか」

そう言うが、H先生から昨夜23時過ぎまで内視鏡やCT画像をまとめ、読み方を習い、発表をそれこそ一言一句仕込んでもらっていたのだ。

だから「大丈夫か」は暗記をしたか、という意味だった。

メモを見て、寝る前と起きてすぐにブツブツ発表を繰り返す。だいたい15回くらい音読すれば、3分ほどの発表内容を暗記できた。

会議室でモニターをつけ、電子カルテとコードで接続する。椅子とテーブルを並べ直す。同期の外科医もいるが、ちらと目を合わせただけで挨拶さえしない。一言でも余計なことを喋ったら、暗記したものを忘れてしまいそうだからだ。同期も切羽詰まった顔だった。

8時前になると外科医が集まり出す。小学校の教室の半分ほどの部屋に、早朝の不機嫌な外科医30人が勢揃いだ。

真っ暗な部屋で、プロジェクターの投影する電子カルテ画面が一番前に眩しい。

「お願いします。症例は84歳男性、進行胃がんの方です」

一番前に立ち、観衆を向いて話し始める。パソコンを操作してスライドを進めるのはH医師だ。

「検診で異常を指摘され発見されました。既往歴は高血圧、糖尿病、それと24年前に虫垂炎の手術歴があります」

画面は背後だから見ることができない。

「バリウム透視《とうし》画像です」

始めて後ろを振り返り、大きく映し出された胃のレントゲン画像に、この間、上野で買ったレーザーポインターを当てる。

「こちら、バリウムをはじく透亮像《とうりょう》を認め、内部にバリウムが付着しています。周囲との境界は明瞭であり」覚えたての専門用語で、よどみなく一気に続ける。「潰瘍限局型《かいようげんきょくがた》と考えます。深達度《しんたつど》はT3です。続きまして……」

口がからからに乾く。3分の発表が終わると、司会の外科医が言う。

「はい、何か質問は」

頼む、何も来ないでくれ。今日はまだあと二人分の発表があるから、今心が乱されるのはまずい。

「おい」最近福岡から移籍してきた気鋭の外科医だ。「病気の範囲をなぞれや、透視で」

「ははっ！」H医師が素早く画像を表示させる。

「ここから」ポインターを持つ手が震える。

「こちらまでと考えます」

次の瞬間、会議室はしんと静まり返る。H医師が祈るように目をつむる。誰も何も言わない。質問した外科医も黙っている。

どうやら合っているようだ。ポインターを持つ手の汗を白衣の裾で拭う。

「では次です。症例は72歳女性……」

恐ろしい会議は週に2回開催された。そのたびに腹を壊した。3年間続けると、最後のほうは不機嫌な外科医の質問を軽くかわせるようになった。

僕は、外科医として長い階段を一段ずつ登って行ったのだ。

君への手紙

人前で話すコツ

人前で発表する機会は、少なくとも学生の間はたくさんあるし、社会人になってからもしないですむ人はほとんどいない。

医者はほぼ毎週のように会議で発表をし、たまに学会で何百人かの前で話をする。ひとりぼっちで文章を書く作家であっても、出版社の編集者に「今度こんな小説を書こうと思って」と、ミニ発表をする。僕はありがたいことにいろんなテーマで、全国あちこちで講演を年に10回くらいさせてもらっている。

あらゆる会社で、あらゆる病院で、あらゆる人が発表をしている。

人前で話すコツは、ありそうであんまりない。

一番最初に、身も蓋もないのだが、「生まれつき得意な人とそうでない人がいる」という事実を僕ははっきりと伝えておきたい。

その一方で、実は準備にかける時間がいくらでも取れるのなら、誰でも超一流の発表ができる。

TEDという、全世界で見られているとても面白い動画がある。そこに出てくるいろんな人は、実はすべて喋る内容を暗記した上でステージに登っているという。

実際に出た人から聞いたのだが、すべて暗記し、何度も何度も練習して目をつむってでも話せるようになって、やっと本番を迎えるのだそうだ。身振り手振りまで、仕込んでおくらしい。

発表の仕方というのは考え所で、言い方、伝え方がどれだけ素晴らしくても、中身がパッとしなかったら誰も興味を持たない。

でも、内容が革命的であれば「ある程度は」発表がダサくてもみな注目するものなのだ。だから、中身が一番、ということは忘れちゃいけない。

もちろん、超一流を目指すなら、中身は最高で発表方法も素晴らしい、をしなければならない。

発表方法については、いろんな人のいろんなスタイルがあるが、僕のやり方はこうだ。

発表中、聞いている人がいる。五人でも、50人でも、500人でもいい。僕は、聞いている人の中に、一人を決めて、その人に話しかけるようにして発表するのだ。

先日、次世代の外科医のためのセミナーで発表をした時、若い医学生と医師が200人くらいいたが、「熊本大学の研修医の野口さん」一人に向けてお話をした。

不思議なもので、一人に語りかけていても、聴衆は「これはまさに他でもない自分に向けたメッセージだ！」と受け取るのだ。昔、テレビCM（ACジャパン）で「命は大切。命を大切に。そんなこと何千何万回言われるより『あなたが大切だ』誰かがそう言ってくれたらそれだけで生きていける」というものがあった。これも同じことである。

それと、僕はこれまで100回以上講演をしてきて、80歳、90歳の方々から15歳までさまざまな人たちに話してきた。そんなベテランであっても、毎回緊張する。

僕は、「緊張しない方法」を探すのをやめ、「緊張していても緊張していないそうに見せる」や、「緊張していてもそれ自体を楽しむ」を大切にしている。

人前で話すのをしくじったって誰かが死ぬわけではない。むしろ、流暢《りゅうちょう》すぎると伝わらないことだってある。正解が一つに定まりにくいこういうものは、楽しむのが一番だと思っている。

3 仕事の報酬について考えたことはあるか
——救命医療の現場から

救命医療の現場

医者3年目も終わりに近づいた頃。1月になると、病院のカリキュラムにのっとって僕は下町の救命センターに3ヶ月勤務することになった。ここで高度な救急医療を学ぶのだ。錦糸町《きんしちょう》という、東京駅から電車で10分ほどの千葉県寄りの駅にその都立病院はあった。駅の南には性風俗街や場外馬券場がある、そんな町だ。

朝8時に病院に着くと、救急医たちとの会議が始まる。前日に来た救急車を報告し、治療について話し合うのだ。

「昨晩は救急車25台、ヘリ1台でした」

一晩中働いていたのか顔は疲れ黒い髪の毛がテラテラと光った、それでいて内からエネルギーが溢れ出るような30代中盤の男性救急医が話し始める。

円座になっている参加者は他の救急医6名と、僕のような勉強中の若手医師が5名だ。

みな一様に、あちこちがほころびたデニム地のような分厚い素材の上下揃いの青いユニフォームを着ている。

隣に座ったキツネ顔の男が小声で話しかけてくる。

「中山君、よろしく。まずは上の先生のあだ名を覚えるといい。今話しているのが隊長、隣が内科の軍曹、外科の亀仙人、坊主頭は整形外科のお地蔵様」

なんともユニークだが見たままで覚えやすい。

「そのうち心肺停止《CPA》が10件、全員お亡くなりになりました」

一気に緊張感が高まる。僕はどんなところへ来てしまったのだろう。

「墜落外傷2件、高エネルギー外傷が2件、火災による高度熱傷が1件、内因性が10件」

聞くだけでヤバそうな患者さんが大勢いる。不謹慎だが、僕の胸は高まる。担ぎ込まれた超重症患者をあれよあれよと治していく。これぞ、僕のイメージしていた救急の医者だ。

8時30分になると、近くの固定電話がけたたましく鳴った。

「出て！」と軍曹。

え？　僕が？　と戸惑っていると、先月からここで働いているという近くの医大の内科から来た細身・キツネ顔の若手がパッと受話器を取った。

「はい、○○病院救命センター。はい、はい」

話を聞きながらメモを取っているが、覗き込んでも字が汚く何を書いているかわからない。受話器から耳を離し、

「透析病院から心肺停止《CPA》の78歳男性、発症後すぐに蘇生行為（CPR）開始とのこと、3分です」

と叫ぶと、軍曹が、

「受け入れて！」と怒鳴り返す。

「受け入れます」と言って電話を切った。

「中山、走れ！」

キツネ顔が走り出す。なんのことかわからず走ってついていくと、階段を3階駆け下りた先に救急外来があった。

キツネ顔は慣れた手つきで棚から出した点滴バッグをぶら下げたり採血のための注射器

に針を装着したりしている。遅れて看護師も到着し、ベッドに紙シーツを敷いている。

「手袋と、このビニールのガウンもつけて」

ガウンという呼び名の割には、それは仕出しのオードブルを包むようなペラペラの透明なビニールで、なんとか手を入れ首の後ろで結べるという代物であった。

すぐに救急車のサイレンが聞こえてきた。大きな扉を開けると、1月の冷気が室内に入ってくる。

キツネ顔と外で待ち構えていると、救急隊員が車内で心臓マッサージをしているのが見える。僕は唾を飲み込んだ。たった3ヶ月であったが、恐ろしい数の方々を看取り、わずかな方々を救命した。

君の仕事は誰のため？

エッセイにあるように、とにかくむちゃくちゃな救命センターだった。

救急医療というとよくドラマやテレビで扱われるように、とにかくカッコいいイメージが強い。僕もそのイメージを持って救命センターに行き、やはりそこで働く人々はすごい、と思った。

みな、冗談ではなく命を賭けている。人生を賭けている。

この仕事のせいで体を壊しても、家庭を崩壊させても構わないと思っている。中年の外科医が、担ぎ込まれた救急患者を相次いで緊急手術し、完全徹夜で迎えた朝の会議で朦朧《もうろう》としている姿を見て、僕はしびれた。とにかく、尊敬に値する人たちだと思った。

医療というものは、特に必要がなければ縁がない。しかし、突然必要になるから、常にある一定の準備が必要になる。そういうものだ。その意味では、医者は消防士や警察官なんかと似ている。

もう少し広い意味で考えると、電車やバス、タクシーといったもの、そしてガスや電気、水道などのインフラと呼ばれるものとも似ている。

こういう仕事を「エッセンシャル産業」と呼ぶことがある。エッセンシャルとは、Essentialという英単語で、「必要不可欠な」という意味だ。「エッセンシャル産業」は、それがなくなると、人々の生活が成り立たない仕事のことだ。

僕はよく思うのだけれど、人間という生き物はあちこちから引っ張られて（＝必要とさ

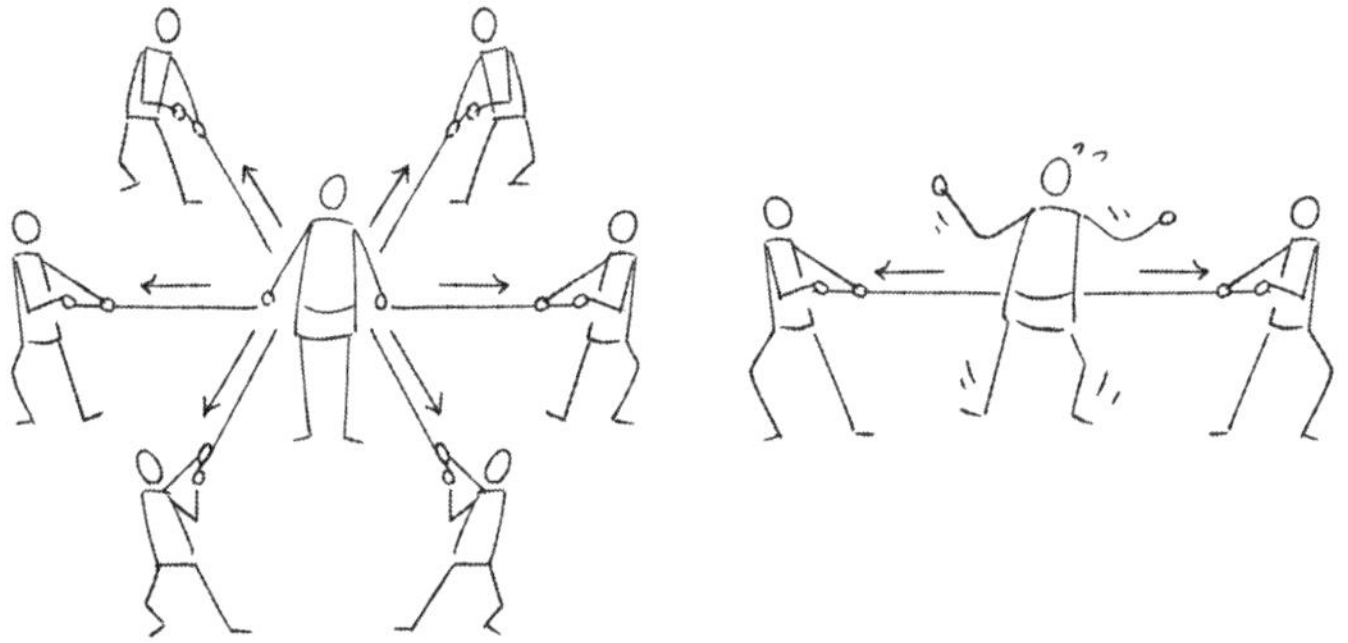

れて）はじめて生きていける。一本の紐で引っ張られるだけではそちらに倒れてしまう。向かい合う2本でもまだ不安定だ。最低でも3本は欲しい。これが5本、10本と増えればもっと安定して立っていられる。

マザー・テレサという人の言葉に、「この世の最大の不幸は、貧しさや病ではありません。誰からも自分は必要とされていないと感じることです」というものがある。

僕は強く共感する。

誰かから必要とされることが、生きていく上で大切な幸せの源だと思う。

だから、僕ら医者を含めたエッセンシャル産業に関わる仕事の人たちは、みな、そうでない人と比べて幸せに感じることが多い。社会から「エッセンシャル」であると思われる、こんな嬉しいことはそうそうないと思う。

中でも、特に医者は、困っている患者さんと直接会って困らない状態に持っていくので、直接「ありがとう」と言われることが多い。これもまた幸福感をもたらす。

実は、どんな仕事でも（詐欺師以外は）この世の役に立っている。違うのは、役に立っていて必要だと「感じられるかどうか」だ。

この世界に小説がなくても生きていけるが、小説で人生が豊かになった人はたくさんいる。小説で命を救われた人だっている。小説を書いていて、「ありがとうございます。命を救われました」と言われることはまあまずない。（読者の方からお手紙をいただくことはあるが、そう言われたことはない）。パソコンを作る人だって、厨房で料理を作る人だって、政治を考える人だって、道路を工事する人だって、会社でみんなの給料を計算する人だって、その人がいなければとても困るのだ。気づくことはほとんどないが、その人たちが間接的に誰かの命を救っているのだ。

社会はそうやって成り立っている。君がどんな仕事をすることになっても、誇りを持ってほしい。どこかで誰かの命を救っているのだ、と想像してみてほしい。

4 綺麗事ぬきの人間関係

――嫌な人から離れられない時は

救命センター

医者3年目が終わりに近づいた1月、僕は下町の救命センターに勤務した。

当直《とうちょく》という恐ろしい業務がある。

これは、朝8時から夕方5時まで働き、そのまま夜中の勤務が5時から翌朝8時まで続くというものだ。しかもヘトヘトになった翌朝に帰れるわけではない。そこからまた夕方5時まで働く、36時間ぶっ通しの労働である。

救命センターの当直の夜は過酷だった。

高度救急救命センターの名前の通り、この世でもっとも生命の危機に瀕した人が運ばれてくる。夜中に運ばれてくる人のうち、半数はCPA《シーピーエー》、つまり心肺停止状態であった。「ホットライン」と呼ばれる置き型の白い電話がけたたましく鳴り、そばにいた僕はパッと受話器を取る。

「こちら○○病院救命センター」

「お願いします、CPAの搬送依頼です。患者は87歳男性……」

ノートにメモをしていた僕は言葉をさえぎり「受け入れます」と言う。

「ありがとうございます、10分で到着です」

受話器を置くと、僕は大きい声で「CPA、10分後です!」と叫び駆け出す。

同期のキツネ顔がにっと笑って後ろをついてくる。

3階下の初療室《しょりょうしつ》と呼ばれる部屋に着くと、ベッド上に紙を敷いたり、注射器に太い針を付けたりする。遠くからサイレンが聞こえてくる。キツネ顔が、初療室から直接外につながる大きな自動ドアを開ける。1月の冷気がうわっと入り込み、焦る心を鎮めてくれる。

サイレンが聞こえなくなると(病院近くになるとふつう救急車はサイレンを消す)、すぐにあの白い箱型の車体が滑り込んでくる。

移動式の担架に乗った患者を室内に誘導しながら、救急隊員の心臓マッサージを引き継ぐ。患者の口から人差し指ほどの太さのチューブを入れ、人工呼吸器につなぐ。服をすべて脱がし、足の付け根の大腿動脈に針を刺して血を抜く。動かぬ手に点滴の管を入れ、強心剤のアドレナリンを注射する。

30分、あるいはそれ以上の蘇生行為を行う。

上司が家族を部屋に招き入れ、説明し死亡の宣告をする。

目をつぶり、頭を垂れるとこめかみから汗が滴り落ちる。その後は霊安室へとお連れし、消防法で禁止されている焼香の代わりに造花を供え、必死で手を合わせる。

一晩でこのようなことが4、5回あることも珍しくなかった。

霊安室がいっぱいになり、相席という恐ろしいことさえあった。当直が終わり朝8時になると、顔色の良い者、疲れ切った者が混ざって15人くらいで昨夜の報告と連絡である。

夕方まで朦朧としながら働くと、

「中山、そろそろ行っていいぞ」

と軍曹というあだ名の内科医から声をかけられる。

「予算は一人500円、今夜は七人だから3500円な。米はまだあるから、それ以外。あと昨日カレーだったから今日は別のな」

その日の当直医のためのメシ当番である。

僕は3500円をポケットに入れると着替えて駅前のスーパーで麻婆豆腐のタネと豆腐、それにラー油と納豆を買った。足取りがおぼつかず、たった5分の帰り道の記憶が途切れ途切れになる。救命センターで初めて麻婆豆腐を作り、ラー油を一本全部かけた。米を炊いて納豆を添えた。満足して5時になったところで帰宅した。

翌朝8時、救命センターに着くなり「バカ野郎、辛すぎるんだよ！」と軍曹に怒鳴られた。当直医全員が下痢をしたらしい。

めちゃくちゃな、それでいて一生忘れることのできない3ヶ月であった。

君への手紙

人に恵まれる秘訣

人と一緒に仕事をするようになると、今度はその人との関係に悩むようになる。

「この世の悩みはすべて人間関係である」

という言葉があるように、他の人との関係は本当に難しい。ひとりぼっちで仕事ができたらなんと楽なことか、と思う。

僕は、幸いこれまで人に恵まれてきた。一人だけ、意地悪の塊みたいな人がいたが、その人を除けばみんな僕が少しでも良くなるようにと思って精一杯尽くしてくれる人ばかりだった。

それは偶然じゃなく、ちゃんと理由がある。それを、君に教えたい。

「嫌な人からはすぐに離れる、いい人とだけ仕事する」ということだ。

なんだ、当たり前じゃないか、と思っただろうか。

でも、これはとっても大切なことで、ちゃんとやれている人は全然いない。

ちょっと解説すると、すぐに離れるというのは物理的に離れることが大切だ。1年に一度も会わなければ、嫌な人から受ける害はゼロになる。そして忘れられる。いい人を見つけたら、とことんその人と一緒にやる。人生の大きな転機で、僕はいつもそうしてきた。

ただ、すぐに離れられない状況のことは残念だけれどある。学校では嫌な人が担任の教師だったら、なかなか離れられない。部活や塾の先生であっても離れられない。

そういう時は、なるべくその中でも壁を作って接点を少なくする。そして、辞められるものだったらさっさと辞めてしまう。どうしても難しかったら、心を閉ざしてその人をいないことにする。それでもつらかったら、やっぱり辞めてしまうことだ。

心が壊れてからでは遅い。君はそのために生まれてきたのでも、生きているのでもない。お金やキャリアなど、どうにでもなるからね。

嫌なトレーニングとか嫌な勉強に歯を食いしばって頑張ることには忍耐力をつける意味があるが、嫌な人と無理して近くにいてもただ消耗するだけだ。

そして多くの場合、その嫌な人も君といることでダメージを負う。だからお互い不幸なだけである。

その代わり、この人いいな、好きだな、と思ったらとことんついていく。

僕には、医者になって1、2年の間にとても親切にしてくれた外科医の先輩がいた。年齢にして2、3歳上の、お兄さんのようなものだ。その人が、

「縁もゆかりもない土地、福島に行って新しい仕事を立ち上げた。来て一緒にやろう」

と言ってくれたので、やはり僕も縁もゆかりもなかったが行った。4年くらい一緒に仕事をして、本当に多くのものを授けていただいた。そして、やさしい人たちの町だった。

でも実は、そこで人生最大に苦手な人に出会い、仕事の関係でどうしても距離を置けなくて、僕は相当に消耗した。僕が悪かったのもある。でもそのお兄さん外科医がいたし、

誘ってくれたんだから途中で辞めてはダメだと思い、なんとかギリギリ耐えた。

逃げ出しはしなかったけれど、何かを得たり成長した気にはまったくなっていない。ただ自分をすり減らしただけであった。

最終的に僕は体調を崩した。思い返してもよく逃げなかったと思うけど、お兄さん外科医に義理を果たせたのでまあ満足はしている。

大切なことだからもう一度繰り返すよ。

嫌な人だなと思ったら、すぐに離れる。なるべく近づかない。どうしても離れられない関係の人だったら、心の中で壁を作る。そうしないと、心を壊されてしまうから。

こういうのは「逃げ」ではない、「戦略的撤退」と言うんだ。自分の心を守り、元気でなければプロを目指したり、人を癒したりすることは難しいのだから。

5 人生の扉を開けるのはいつも他人

――手術のチャンスをつかむ

執刀の機会をうかがう

医者3年目が終わり、4年目になった。外科医としては2年目だ。

僕はとにかく焦っていた。その頃僕の頭にあったのは、「誰よりも早く一人前の外科医になる」ということだった。

何をすればその目標を成し遂げられるか、僕は知っていた。

それは、一件でも多く手術を執刀するということだった。

競っていたのは外科同期のイマイチ、グロという二人だけではない。一つ上の学年の獰《どう》猛《もう》な先輩外科医たちは露骨に牙をむいて、そして後輩たちも虎視眈々と手術執刀を狙っている。

決めるのはスタッフと呼ばれる、各科四、五人ずついる上級医だ。手術難易度と若手の技量ややる気を見て、執刀させるかどうかを決める。

手術というものは、よく手先の器用さだけが重要だと誤解されている。だが、手術には大きく分けて二つの要素がある。

一つは人体の構造（外科医は「解剖《かいぼう》」という用語を使う）への深い理解であり、もう一つが手指の器用さだ。人間の体はどんな体格や性別、人種であってもだいたい同じ作りをしており、お腹の中の細い血管であってもだいたい3から5パターンほどくらいしかバリエーションがない。

だから、手術のための練習は、半分が教科書を読んでの勉強だ。残り半分で、実際に手を動かして糸を高速で結んだり細かいところを縫ったりする。

その頃一緒の科で働いていた一つ上の学年の先輩は、

「中山、お前には一件もやらせたくない。俺だって余裕がないんだ」

と宣告した。事実、その男の通ったあとにはペンペン草も残らない、と言われていた。

僕は弱りきったが、ただただ耐えた。黙々と、目の前にある仕事を完璧にこなす。それも、誰よりも早く。さらには、論文執筆や学会発表など、人の何倍もやるようにした。

その熱意がどこかに伝わったのかわからない。

2学年上の先輩外科医が、スタッフの医師に、

「中山はずいぶん頑張っています。手術をやらせてください」

と上申《じょうしん》してくれたのだ。さらには、ちょうどいい難易度の手術を先回りして僕が執刀できる環境を整えてくれた。恩を感じながら、ひたすら勉強して手術に備えた。前夜は興奮して寝られなかった。

手術当日、僕は無我夢中で切った。前立ちと呼ばれる第一助手は、この道30年のベテランで、僕のような若手に手術をやらせることなどなんの苦労もないことのようであった。

僕はただ言われるがままに切り、縫った。あっという間に胃を半分取る手術が終わった。

感謝の気持ちを込めて、第一助手とその手術についた看護師を湯島の名店に招待した。

「エルステ会」と呼ばれる儀式だ。初めて胃を切る手術をした外科医が、指導してくれた外科医やお世話になった看護師を招待して食事をおごることを言う。

僕は、その名店で4万円を払い、名実ともに外科医の一歩を踏み出したのであった。

チャンスの神様はハゲている

チャンスとはなんだろうか。

よく、「チャンスの神様は前髪しかない」と言う。僕は小学生の頃から父に言われてきた。

「いいか、チャンスの神様は後頭部がハゲている。来た時にさっとつかまなければ、通り過ぎてからつかまえることはできないんだ。ぼうっとするな」

どういう意味なんだろう、と思ったが、まあわからないこともない。僕の意見では、「たしかにチャンスの神様は前髪しかない。でも、回転寿司みたいにぐるぐる回るので、何回かはつかむことができるよ。ずっと地道に人の何倍もやっていると、まれに回ってきてくれる」

である。これが、44年の人生で学んだことだ。

ここで、人の何倍も、と気軽に言ったが、だいたい僕のイメージだと3倍は必要だ。人の2倍やっている人はけっこういるからだ。

たとえば、テニスのサーブの練習を人が2時間やるのなら、4時間ではたいしたことはない。でも、6時間やれば大きな差になり、「そんな人はほとんどいない」レベルになる。勉強だって同じだ。単語帳の暗記を、2周するところ、4周やる人間はいるが、6周やる人はまずいない。

僕は消化器外科専門医試験という、合格者の平均年齢が40歳の試験勉強を33歳の頃めちゃくちゃやった。これを覚えれば受かるという教科書を、本当に6周やった。試験会場では100分の試験を30分で解き終わり、一番に会場を出た。わからない問題はなかった。そしてほぼ最年少で合格した。

人の3倍やっていると、周りの人間や上司が「あいつはすごいらしいな」と噂をする。もちろんそれで満足したらそれで終わりだ。

それを続けていると、周りの人間がそのまた周りの人たちに「すごい人がいてさ……」と話す。その頃、対外的な結果(受賞とかすごいものを作るとか高得点とか)が出始める。そうしたら、多くの人の目につく。

それでもまだ、チャンスにはならない。さらに続けると、自分と同じくらいやっている人と知り合うようになる。そして、全然知らない人から注目され、大きな結果を出すチャンスをもらうことができる。

だいたい、世の中ですごい結果を出している人はこんなふうにして見出されていく。京都大学時代の師で日本の公衆衛生学の祖とも言える福原俊一《ふくはらしゅんいち》教授は、「人生の扉を開けるのはいつも他人」と言った。

人の3倍努力を続けていたらそれなりの結果がほぼ必ず出るし、出たら誰かが人生の扉を開ける鍵を渡し、新しいステージに引っ張っていってくれる。僕の物書きデビューもまた、そのようだった。

僕は、僕の人生の扉を開ける鍵をくれた人たちを永遠に忘れることはないし、生きている以上ずっと感謝し続けている。恩を胸に刻み、返しつつ、また僕も誰かの人生の扉の鍵を渡せるような人間になりたいと思っている。

6 君の「最低な部分」とはどこか？

——自分を知る

心臓外科の研修

医者3年目が終わり、4年目も後半になるとずいぶんと貫禄が出てくる、というのは間違いである。まだまだ駆け出しの新人といった扱いは変わらない。だが、雑用はできるようになった。

後輩外科医の指導、自分の手術修業、そして学会発表や論文執筆など、かなりの仕事量になり僕は毎晩23時まで医局で仕事をしていた。

超過勤務手当などない。タイムカードさえなく、実際には月28日ほど出勤していたが「月15日しか勤務していないことにせよ」というでたらめな東京都の労務管理だった。

そんな中、僕は別の都立病院に心臓外科の研修として2ヶ月だけ行くことになった。東京23区の外、新宿駅から電車で西に30分ほど行った西国分寺《にしこくぶんじ》という駅で降りる。通勤に1時間以上かかり、夜中の呼び出しが多いため、僕は敷地内の寮に入ることにした。

1月末の寒い日曜日だった。僕はスーツケース一個に下着と服、白衣を詰め込み入寮した。六畳一間、風呂トイレ共同の寒々しい部屋だった。

僕の指導医となる心臓外科医は、かなりクセの強い人物だという前評判だった。なにせ、僕の前に研修した若手たちは、途中でドロップアウトするか、逆に「もう来なくていい」くらいのことを言われ信頼関係が破綻したらしい。

恐怖に慄《おのの》きながら会ったO先生は、しかし穏やかな外科医であった。ゆっくりと優しげな口調で細かい業務のことを教えてくれる。

「ガーゼには正しい折り方があるから、こうやってください」

「傷の消毒はイソジンを使って下から上に押し付けるようにやりましょう」

かなり神経質で細かい指示を出すO先生であったが、しっかり勉強をしてから質問をすると嬉しそうに解説をしてくれた。飛び抜けた能力や野心は持たないが、真面目で、コツコツと真摯に医業を遂行するタイプだと分析した。

僕ら若い消化器外科医たちは、この病院の心臓外科に学びに来ているのだが、本音を言えば外科専門医試験の受験資格「心臓外科手術への10例の参加」を達成するために来ている。

それはO先生も承知しているはずだが、いかにも「症例集め」だけで心臓外科に興味もなく学ぶ気もない若手医師に腹が立っていたのだろう。その気持ちはわかる。僕は、この先生の気持ちに報いたいと思った。だから一生懸命勉強し、手術にも真剣に参加した。

ある晩、緊急手術で病院に呼び出され、O先生とともに夜中から朝6時までの手術をした。

朝は寝ずに回診をし、そのまま9時から始まった予定手術に参加して終わったのは昼12時頃であった。僕は院内食堂でランチを食べると、仮眠室のベッドに倒れ込み深く眠った。

はっと目が覚めると、ベッドが凄まじく揺れていた。

慌てて起き上がろうとするが、うまく立てない。

3月11日、14時46分。

あの大震災であった。15秒ほど待って起き上がると、僕は集中治療室に走った。

人工呼吸器をつけている患者が三人いる。もしチューブが抜けたら、もし電源がショートしたら、三人の患者は5分で死亡する。

集中治療室では、看護師さんが踏ん張って、人工呼吸器の機械を押さえていた。おかげでどの患者もトラブルが起きていなかったのだ。医局に行くと、テレビでは恐ろしい光景が広がっていた。

大火災。津波から逃げまどう人々。

それからしばらくして、計画停電というものが始まった。病院内のコンビニは供給が止まり、寮生活であった僕は食べ物というライフラインをストップされた。なぜかシュークリームとからあげクンだけは売られていたので、一日3回1週間ぐらいそれを食べ続けた。

東北に行き、何か手伝いがしたい。

しかし、外科医の募集はないとのことだった。忸怩《じくじ》たる思いで、今は目の前の患者さんに尽くすことが復興につながると信じた。

だが、行きたかった。なんのために医者になったのか、とさえ思った。この気持ちは5年後に結実し、またしてもスーツケース一つで単身福島県に乗り込むことになるとは、この頃夢にも思っていなかった。

O先生とは、深い人間関係が築けたように思う。一度だけ、真夜中の呼び出し電話に気づくことができず、それはこっぴどく怒られはしたが。

後日談だが、この研修が終わったあと、僕は病院の院長からヒアリングを受け、「とても良い先生なのですが、真面目すぎて症例集めに来るような若手に腹を立てておられるようです」と申告した。その後はこの先生の下での研修はなくなった。

君への手紙

僕は偽善者である

僕は人の命を救うために医者を目指し、いくつかの困難を乗り越えて医者になった。そして着々と、医者としての実力を蓄えた。なのに、大勢の人が亡くなり、あるいは困り果てている3・11の大地震で何一つ貢献できない。これほどつらいことはない。

外科医の募集はない、以上。

そんなことで諦めて良いのか。

現実として、僕はあっさり諦めた。

僕は偽善者である。本当に、本当に現地で命を救いたいのであれば、本気で現地に行く方法を探り、おそらくはその時勤めていた病院を辞めて東北に行っただろう。現に、その行動をとった医者は何人もいた。僕の友達にもいた。

わかるだろうか、僕は本気じゃなかったのだ。

はっきり言えば、その時までに築いた医者のキャリアを捨てたくなかった。その環境をなくしてまで行きたくはなかったのである。

「情けあるなら今宵来い、明日の朝なら誰も来る」

という幻冬舎社長の見城徹さんが広めた言葉がある。

僕は情けが足りなかったので、つまり本気ではなかったので今宵行くことができなかった。5年も経って、いろんなことが整ってから行ったのだ。本当に、現地の人たちが一番困っている時に僕は行かなかったのだ。

僕は自分の心に問いかけた。

なあ、お前はなんのために行きたいんだよ、と。何度も問うてみたら、やっと正直に答えた。

「僕は自分のために行きたいんだよ。被災者を支援している自分になりたいから行くんだ」と。

そうか、だから大震災が起きてすぐは行かなかったのだ。自分になるべくマイナスがでないように、得になるように、一番自分にとって都合がいいタイミングに行ったのである。

僕は、自分のそういうところを自覚している。いつも自分が一番で、自分が心地良くなることにしか興味がない。そしてその結果、人に何か貢献できるのならそれで良いと開き直っている。

だから僕は二流にしかなれない。この事実はまあまあ残念だけれど、こういう人間なのだから仕方がない、と思っている。

幻冬舎の見城さんは、「人間は自己検証、自己嫌悪、自己否定がなければ成長しない」とも言っている。僕が成長したとは思えないが、少なくとも自分に対する厳しい自己検証をし、その結果どうしようもない人間だということへの自己嫌悪、自己否定を腹に抱えている。

それでも、生きていく。

明日から、他の人間に取って変わることはできない。

僕はどうしようもない、利己的な僕のままだ。明日も、あさっても、きっと10年後も、死ぬ前の日も。なるべく大切な人だけはないがしろにせず、この自分で生きていこうと思っている。

そして、その一方で、「こんな自分は最高だ」とも思っているのだから笑える。まあ、自分本位だけれど、努力をして自分の技術を上げた結果、良い手術ができたり良い小説が書ければ人の役にもちょっとは立つからいいよな、と思っている。

僕の記憶力は人よりはるかに悪いが、人からかけられた褒め言葉はすべて記憶していて、心の宝箱に入れている。しょっちゅうそれを取り出しては眺め、甘いチョコレートを食べるみたいにして悦に入るのだ。

君は、どんな人間だろうか。自分のどういうところが好きで、自分のどういうところを最低だと思うだろうか。

自分を知ることから、君だけの人生は始まる。

7 100%死ぬことが決まっているこの世界で
——助けられない命

島への派遣要請

医者になり4年目が終わろうとする、3月にしては肌寒い日のこと。

「中山、島に行ってこいよ」

外科の上司が一枚の紙切れを渡してきた。

「三宅島《みやけじま》　医師派遣のお願い」

と書かれたその文書は、都立病院医師の2週間の派遣を要請していた。

3ヶ月後の6月中旬、夜11時。僕は大きな船の食堂室でラーメンをすすっていた。突然の提案だったが、ぜひ行きたいと手を挙げたのだ。

鹿児島時代から島が好きで、屋久島や与路島で医学生として実習をした。種子島にも徳之島にも、沖縄県の島々にも遊びに行った。

また島に行ける。そう思うだけで胸は高鳴った。

だが、学生の頃とは違うことが二つある。一つは遊びに行くのではなく、医師として仕事をしに行くということ。島では、自分の専門である外科以外の病気にかかった患者さんを診なければならないし、緊急対応も多いだろう。医師4年目の自分のスキルが十分とは到底思えないが、勉強のつもりで行こう、と思った。

もう一つは、今度の島はこれまで行ったような南国ではない、という点だ。行政区分としては東京都である伊豆諸島の一つのこの三宅島は、僕の好きな島とは違うかもしれない。

それでも嬉しかった。特別な理由なく、やっぱり僕は島が好きだったから。

かくして2週間の島医者生活は始まった。

船の激しい揺れでほとんど眠れない中、夜10時に出港した大型船は朝4時に三宅島に着いた。

島では専用の住宅を貸し与えられた。出迎えた、診療所長の四角いメガネをかけた男性医師は、けっこう若く見えた。

「先生の当番は2日に1回。何かあったら呼び出されるので夜は飲酒せず自宅にいてね」

島での診療は、予想通り苦労した。高血圧、躁うつ、頭痛、めまい、眼内異物、小児の発熱、骨折、妄想――。僕の専門領域である腹痛の患者はまったく来ず、初めて聞く症状の患者さんに悪戦苦闘した。迷うたびに、隣のブースで診療をする所長に泣きついた。

超重症患者さんが来た時は、ヘリコプターを要請し、都立広尾病院に搬送した。間に合わなかった、と所長が教えてくれたりもした。

一日だけの休日には、車で島を一周した。右手には海、左手には鬱蒼《うっそう》と茂る木々と火山の頂。見渡す限りの水平線に沈む夕日を見ながら入った温泉。

たった2週間だったが、僕は生涯忘れえぬ経験をした。島のことをいつか書きたい、その気持ちがついに結実し、僕の小説シリーズの主人公が島に半年間行った。2024年1月に『外科医、島へ　泣くな研修医6』が出版された。

息が止まれば人は10分で死ぬ

僕が島を好きな理由は、都会ではコーティングされ曖昧になっているものが、島ではすべて曝《さら》け出され、生々しいからだ。生きることに、真剣な気がするからだ。

島というところは、当たり前だけど周りを360度海に囲まれている。だから、船か飛行機で他の島と往来をするしかない。ということは、なんらかの理由で船も飛行機も動かなくなったら、それがすぐに島民の死を意味するのだ。

おおげさでもなんでもない。

僕が三宅島に短期間赴任していた頃、台風が来て船と飛行機が止まってしまった。その時、診療所に輸血が必要な患者さんが来た。しかし輸血は船で運ばねばできない。やむなく血液型が同じ人を募って輸血をしたが、これにはいろんな危険性が伴う。この時は、薬も来なくなり、多くの患者さんが困っていた。

普段、都会や便利な土地に住んでいるとこういうことはまずない。だから、自分の暮らしは永遠に安定して続くと思ってしまうし、自分や家族、友達はずっと元気に生きていると思う。

だが本来、生きているということは非常に不安定な状態だ。

一見、毎日変わらない見た目をしている僕らだが、多くの物質を取り込み、多くの物質を排泄して外に出すことで平衡《へいこう》状態を保っている。これを動的《どうてき》平衡という。人間の体は動的平衡の塊だ。

息が止まれば10分で人間は死ぬ。おしっこが出なければ3日で人間は死ぬ。水を一滴も飲めなければ、1週間はもたないだろう。調子が悪いと思って病院に行ったら3ヶ月で死ぬと言われ、実際そうなる人がいる。そんな不安定な存在、これが人間だ。

自分がいつ死ぬか、知っている人はほとんどいない（ごくわずかには存在するが）。生まれてすぐ死んでしまう赤ちゃんがいる。100歳を超えても毎日畑仕事をして夜にはビールを飲む人がいる。

君がいつまで生きるか、それは誰も知らないのだ。もちろん、僕もだ。

ならばどう生きるのか。

いつ死ぬかわからないが、100%死ぬことが決まっているこの世界で、君は何をして、誰を愛するのか。

今はまだよくわからないかもしれないけど、この問いは一生懸命に考えてほしいと思う。死とは、「生きる」を鮮やかにする最高のトリガーだからだ。


僕は、来年死ぬかもしれない。今何か重大な病気にかかっているわけではないけれど、真剣にそう思っている。だからこの本を作ったのだ。

僕が死んでしまっても、君たちに伝えられるように。

この不条理で欺瞞《ぎまん》に満ちた世界を、どう生き抜くか、僕のささやかな（失敗）経験からとっておきの話だけを伝えられるように。

これは、僕の遺書のようなものだ。

これさえ書ききれれば、僕はもうこの世に思い残すことはない。一番大切な君たちに、これから降りかかる不幸が少しでもマシなものになれば、僕はそれだけで生きた意味があるとはっきり言える。

僕は、そのために生まれてきたし、そのために44年生きたのだ。

8 あした死ぬならどう生きる

――人生には限りがあり、それが人間である

友の死、福島へ

僕は、東京の病院で研修医として研鑽を積み、そのまま外科医として働いた。

その病院は公立病院だったから常勤ポストに限りがあり、僕は非常勤勤務の待遇で働いていた。給料は年収500万円に届かず、毎年国際学会のため自費でヨーロッパに行き、高い東京の物価で好き放題飲み食いをしたから、貯金は34歳まで本当にゼロだった。

それでも、世界トップレベルの外科医たちに直に教わるという最高の環境だった。指導は厳しかったが、手術場を離れると上司たちとは家族のように親しくした。あまりに居心地が良かったから、僕は「このままではダメだ」と思っていた。

快適さは、成長しないことを意味する。ハーバード大学か東京大学の大学院を検討していた。


ある年の大晦日、一人暮らしをしていた築45年のボロマンションに僕はいた。

汚い畳に横たわりテレビを見ていると、NHKのニュースで、

「福島第一原発に近い個人病院・高野《たかの》病院の院長が火事で亡くなった」

と流れた。年の瀬に大変なことがあるもんだ、と思った。

年が明けて1月4日、高校時代の友人から連絡が来た。

「Dが昨日死んだ」

Dは僕と同じ中学・高校で、サッカー部、バンド仲間、クラスメイトだった。高校3年生の時、

「中山、その成績じゃ医学部は絶対無理だぞ」

と忠告してくれたものだ。白血病にかかり半年の闘病で亡くなったらしい。

5日後、愛知県でお通夜に参列した。若い奥さんが泣いていて、その胸で幼な子がわけもわからず笑っていた。Dの死に顔は、治療のせいかパンパンに膨らんでいた。

帰りの新幹線で、僕は同期の友人たちと泣きながらめちゃくちゃにビールを飲んだ。

その翌日のこと。医者の友人から連絡が来た。

「高野病院が存続の危機だ」

聞くと、院長亡きあとボランティア医師たちが一日交代で入院患者100余名を診ているという。地域には帰還した住民が3000人、原発作業員が3000人住んでおり、潰すわけにはいかないのだと。しかし、病院は法律で常勤医師が一名いなければ存続できない。


僕は頭が沸騰した。

僕が高野病院に行く。Dの顔がちらついた。

「俺はもう死んだけど、なあ中山、お前はどう生きるんだ」

そう言われた気がした。

その夜高野病院に連絡をし、3日後には福島に行った。亡くなった院長の娘の理事長に「ぜひ来てくれ」と言われた。当時同棲していた恋人に行こうと思うと告げると、心配だと泣かれ心が揺れた。

翌日仕事から帰ると、

「行ってきて。私はあなたを誇りに思う」
と泣きはらした目で言ってくれた。引っ越しも間に合わず、2週間後にトランク一つで福島入りした。

2ヶ月の臨時院長は、想像を超えて苦しい生活だった。幸い次の院長が見つかり、僕は福島県内の別の病院へと異動した。その時の恋人は今の妻である。

君への手紙

最後に伝えたいこと

立派になるかならないか、高い技術を持つか持たないかは自分しだい、とよく言われる。だがそんなことはない。いかに厳しい環境に身を置くか。いかにアウェーな場所で奮闘するか。これが成長の鍵になる。

京都大学時代の師である福原俊一先生は「他流試合をせよ」といつも言っていた。なるほど、いつも自分の居心地の良いところにいると、成長はないよ、という意味だろう。

自分で操縦することはない大型豪華客船を降り、僕は小さい舟に乗りかえたのだ。求められる技術が異なる以上に、それは厳しい覚悟を求められる場所だった。

人生は一度しかない。

仏教に輪廻転生《りんねてんせい》という考え方があり、人や生き物は何度でも生まれ変わるという。しかし僕は信じないことにしている。理由は、前世を覚えている人はおらず、前世で得た経験を活かす人を見たことがないからだ。

であれば、たとえ前世があったとしてもないのと同じだ。来世もまた同じことだ。来世に期待せず、今回の人生が一回限りで、ここで何かをやるしかない。それが人間だと思っている。

しかも、残念なことに、その人生の持ち時間は知らされていない。15年なのか40年なのか100年なのか、誰も知らないのだ。人生は、終わる時間がわからないという強烈な設定なのである。そんな試験もゲームもスポーツも見たことがない。けれど、そんなことは普段考えることはない。もちろん、それでいい。

僕は、友人Dの死によって、自分の人生の締め切りを思い知らされた。Dは僕より前に終わってしまったのだ。僕だっていつ終わるかわからないのである。

だとしたら、いつ終わるかわからない今、何をするのか。

そういう精神状態の中、僕は福島の高野病院院長に手を挙げた。正直なところ、院長をやるための知識も技術もなく、おまけに若造だった。今考えてもむちゃくちゃだったと思う。

もし冷静に検討していたら、行ってもつらくてすぐ逃げ出すかもしれない、現地の人たちの迷惑になるかもしれない、恋人や親が寂しがるかもしれない、などと言って福島には行かなかっただろう。

でも、この人生はいつ終わるかわからないのだ。

だから、本当にやりたいことを、心の底からやるべきだと思うことをやりたい、とその時に思った。Dに恥ずかしくない生き方をしたい。死んだDにもし無念や思い残しがあるのなら、それを晴らすような生き様を見せたい。一度は自分のキャリアと生活を優先したばっかりに被災地に行かなかった自分の卑怯さを、今こそ挽回したい。

人情の溢れる人間でいたい。普段は全然できないけれど、損得勘定をなくして、ただただ悲しむ人の隣に座っていたい。その気持ちで、僕は福島に単身乗り込んだ。

君はどう生きるか。

一度だけの、しかもいつ終わりが来るかわからないこの人生というものを、どう生きるのか。

厳しい自問自答をして、本当の自分の気持ちを見つけてほしい。

そして、多少の躊躇《ちゅうちょ》を振り払い、周囲の反対を押しきって、自分の人生を選び取ってほしいと心から願っている。

おわりに

この本をまさに作っていた2024年4月、母が倒れた。

新潟の下越病院に「医療倫理」の講義をしに行った日、打ち上げの町中華で若い医師たち八人とビールを飲んでいた夜9時過ぎ、父から電話が入った。

「お母さんが倒れて救急車を呼んだ。今どこだ」

新潟にいると言うと、じゃあいい、また連絡するとだけ言って電話は切れた。5分後にもう一度電話が来た。

「中山先生ですか。〇〇病院心臓血管外科の医師の〇〇です」

息子が医師だと伝わったのだろう、専門用語での会話だった。

母は大動脈解離、それも最重症のスタンフォードA型だという。自分の血圧が下がるのがわかった。気づかれぬようニコニコと席に戻り、翌朝6時の新幹線で帰った。緊急手術をし、かなり危ないところまでいったが、1週間後に再手術をしてなんとか一命をとりとめた。1ヶ月も集中治療室に入っていたのだ。

仕事と育児の合間を縫って見舞いに行った。集中治療にも携わる医師である私は、母のベッドサイドに行けば瞬時に状況がわかる。正直、はじめの2週間はいつ急変して死亡してもおかしくなかった。そんなことは家族には言えなかった。

まったく健康な母である。持病もほとんどない。毎日絵画に書道に、と第二の青春を謳歌していた70代だ。大動脈解離はふつう、高血圧や糖尿病、喫煙者、高齢者などの血管がもろい人に発生することが多い。この母が、と驚いた。

人間の命というものは本当にもろく、はかない。

いつどんなことがあって、私の、あなたの命が終わるかわからない。まるでガラスのコップのように、ひとたび落としてしまうと粉々に砕けてしまうのだ。

医者として18年、200人以上の患者さんを見送ってきた私は、肉親が死にかけるという経験でさらにこの思いを強くした。

そして、自分もいつ死ぬかわからないのだ、という事実を改めて胸に刻んだ。

息子が二人いる。今3歳と1歳だ。

今は、この子らを死なせず、食べさせ、どうにか大きくすることで精一杯だ。教育なんて余裕はほとんどない。生存のため、生命維持のために、私も妻もギリギリである。

親にできることなど、しょせん独り立ちするまでなんとか生きさせ、食わせる程度である。「立派な大人に育ってほしい」「世のためになる人になってほしい」なんて傲慢《ごうまん》なことは思わない。

ただ、一つだけワガママをさせてほしい。

この欺瞞に満ちた世界で、まったく先の見えない時代を漕ぎ出でようとする子らに、馬鹿な父が落っこちてきた「落とし穴」を教え、どうすればもう少しマシなことになったのかを伝えたい。

重くて開きそうにない扉の鍵はどこにあるのか。具体的に言えば「頑張れば報われるのか？」「すごい人はどうやってすごくなったのか？」「嫌なやつに会っても頑張るべきか？」を伝えたい。

痛みを感じなければ学べない種類のものがある。

私はそれを否定しないし、息子たちにしたって痛みとともに学ぶしかない。本書には、その回避法は書かれていない。だが、痛みが強すぎると立ち直れないもの、取り返しがつかないものもこの世界にはたくさんある。そういうことへの対処法を存分に書き込んだ。

とは言え、忙しい実生活でそういう教訓めいたことを子に伝えるのは困難だ。ましてや思春期には親や教師の言葉など響かない。だが見ず知らずの、妙に苦労したと声高に叫ぶおじさん外科医の話なら聞いてくれるかもしれない。親御さんたちには、ぜひ、何も言わず本書を子の部屋にポンと置いてみてほしい。


もう一つ、せっかく手にとってくれた読者のみなさんに正直に語ろう。本書がどのようにしてできたか、という裏話だ。

本書ははじめ、私が南日本新聞に連載していた月一回のエッセイを「どう書籍にしようか」と考えるところから始まった。

エッセイ連載はとても楽しかった。横浜育ち、金髪ピアス喫煙者のひねくれた二十歳の青年が初めて鹿児島にひとり引っ越し、鹿児島を忌み嫌い、友達ができず、悪戦苦闘のなか医者になっていく話だ。恋愛の不義理をして干された話や、プライドが邪魔して年下の先輩に敬語が使えなかった話、医師国家試験で斜め前の人の答案が見えてカンニングするか迷った話など、すべて実話を書いた。

本はふつう12万字くらいの分量が必要だが、エッセイをぜんぶ合わせても6万字程度だ。このままでは出版はできず、加筆する必要がある。

私はこのエッセイ原稿を、どの出版社で出してもらおうか、と考えた。偉そうだが、作家としての実績も増えてきたし、本書に掲載したエッセイの一つが『ベストエッセイ2023』にも選出されたくらいだから、ある程度以上は売れる本になるに違いない。

その時ふと頭に浮かんだのが、出版不況のまっただ中に一人で出版社を作るという、レッドオーシャンに丸腰でダイブした無謀な男、坂口惣一さんだ。そんなことをしそうにない雰囲気の、つまり全然イケイケな感じではない1歳年上の坂口さんは、以前勤めていた出版社で『医者の本音』シリーズを担当して、15万部というベストセラーにしてくれた人だ。企画を持ってきたのが彼なら、内容を吟味し、売り伸ばしてくれたのも彼である。『医者の本音』で僕は物書きとして一定のポジションを獲得した。

僕は坂口さんが好きだった。そんな彼に、『医者の本音』の恩返しをしたいし、もし出版不況の荒波にのまれてしまったら嫌だ、と失礼にも思った。

もちろん、深い信頼関係にある彼なら、「有名人ではない中山の自伝的エッセイ」という難しい素材をうまく料理してくれるに違いない、という魂胆もあった。

子の教育のために軽井沢に移住した坂口さんは、私の住む神奈川に来てくれ、何度も相談した。時には藤沢駅から鎌倉駅まで江ノ電に揺られ、海を見ながら打ち合わせをした。

そこで出てきたのが、「お互いの子供に読ませたい、と思えるような本を作ろう」だった。

そのコンセプトには心から納得がいったものの、大きな心配もあった。自伝とそれに加えて自らの子に向けた手紙という、「自分語り」の強すぎる本は、下手をするとただの自慢話か、「自分はこうやったからうまくいったよ。だからこうやりなよ」といった浅薄《せんぱく》なものになってしまうのではないか。そんなものは絶対に作りたくないし、自意識にまみれたものを世に出すことは避けたい。

私の自意識の「消臭」、そして私の経験から得た教訓のようなものの「一般化」。これが、本書を作る上での最大のハードルだった。

これを超えられたのは、坂口さんと、出版一年前に行ったクラウドファンディングでお金を出し、集ってくれたメンバーの方々のおかげだ。本書の原稿はすべてメンバー限定のフェイスブックページに投稿し、多くの感想やコメントをいただいた。

その過程で、坂口さんと僕は何度も原稿を直し、「消臭」と「一般化」についての考えを深め、実行した。あらかじめ読者の方々から感想をもらい、反映させる。カンニングしているようなものだ。こんなにありがたいことはない。本の質がぐんぐんと上がるのを実感した。

こんな本はもう二度と作れない、と今私は思う。

本書を作る上で助言やアドバイスをくれたすべての人に深い感謝をお伝えしたい。そして連載をさせてくれた南日本新聞の皆さん、月一回のエッセイを愛読してくれた鹿児島の皆さんに感謝を。坂口さんには、「今回もめちゃくちゃ楽しかった。こんな本はもう作れないけど、またやろうよ」と伝えたい。そして、フルタイムで働きつつ育児家事に加え介護、さらには夫のグチまでを聞く超人の妻に、心からの花束を贈りたい。

令和6年5月23日　茅ヶ崎駅前のスターバックスにて

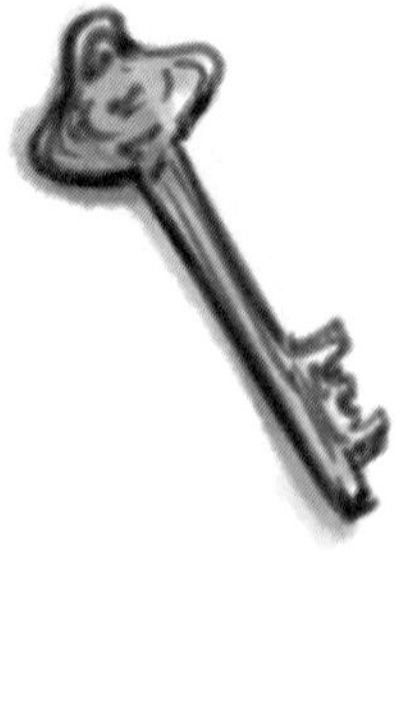

初出　南日本新聞「朝の文箱」（二〇二〇年五月～二〇二四年三月）
単行本化にあたり、大幅に加筆を行いました。

中山祐次郎（なかやま・ゆうじろう）

外科医、作家

1980年神奈川県生まれ。聖光学院中学・高等学校を卒業後、二年間の代々木ゼミナール横浜校での浪人生活を経て、鹿児島大学医学部医学科に入学。卒業後、がん・感染症センター都立駒込病院外科初期・後期研修を修了、同院大腸外科医師として勤務。2017年2月から福島県高野病院院長、2017年4月から福島県の総合南東北病院外科医長。2018年4月、京都大学大学院医学研究科で優秀賞を受賞し公衆衛生学修士。2021年10月より神奈川県茅ヶ崎市の湘南東部総合病院外科に勤務。2023年、福島県立医科大学で医学博士。

参加手術件数は一年に約200件、これまで2000件以上の手術を執刀してきた。専門は大腸がんや鼠径ヘルニアの手術、治療、外科教育、感染管理など。資格は外科専門医、消化器外科専門医、がん治療認定医、内視鏡外科技術認定医、臨床研修指導医、感染管理医師、ロボット外科学会認定 RoboDoc（国内B級）、ロボット手術プロクター（指導者資格）。

小説『泣くな研修医』（幻冬舎）はシリーズ55万部を超えるベストセラーに。テレビ朝日系列でドラマ化された。著書に『医者の本音』（SBクリエイティブ15万部）、『俺たちは神じゃない　麻布中央病院外科』（新潮文庫）、『幸せな死のために一刻も早くあなたにお伝えしたいこと』（幻冬舎）など。その他、手術教科書『ラパS』『ダヴィンチ導入完全マニュアル』（共にメジカルビュー社）、若手医師向け教科書や看護学生向け教科書『ズボラな学生の看護実習本　ずぼかん』など。二児の父。

Special thanks

ポリアモリー
(ポリアモリーに花束〈ユキノシタ〉を……)
中山俊
(素晴らしい本をありがとうございます)
小渡亮介
(同じ外科医として先生を応援しています!)
mint @X(旧 Twitter)ハンドルネーム
(ますますのご活躍期待しております)
野田健次
(外科医、作家、両方で益々のご活躍を願います)
tamtam0421
琳子
目々澤肇
高橋直純
今村潤也
古関正俊
前田裕之

河村幸枝
次富亮輔
やなぎあこ
yasuko.A
松本和榮
山本裕介
赤木継
市川衛
LOTUS
池田マリ
釜田菜穂子
(順不同・敬称略)

【読者参加型出版】「医師・作家の中山祐次郎が共に本をつくる仲間を募集」をご支援くださった93名のすべての方にこの場を借りて感謝申し上げます!(編集部)

ブックデザイン　小口翔平、畑中茜、青山風音（tobufune）
イラスト　髙柳浩太郎
DTP　荒木香樹（コウキデザイン）
校正　鷗来堂

医者の父が息子に綴る

人生の扉をひらく鍵

二〇二四年　七月二十九日　初版第一刷発行
二〇二四年　九月三十日　初版第四刷発行

著　書　中山祐次郎

発行者　坂口惣一
発行所　株式会社 あさま社
長野県北佐久郡軽井沢町発地一一八四ー三二
〒三八九ー〇一一三
電話（編集）　〇二六七ー三一ー〇二〇一
ＦＡＸ　〇五〇ー三三八五ー八五〇四
ＵＲＬ　https://asamasha.co.jp/

発売所　英治出版 株式会社
東京都渋谷区恵比寿南一ー九ー一二ピトレスクビル４Ｆ
〒一五〇ー〇〇二二
電話　〇三ー五七七三ー〇一九三
ＦＡＸ　〇三ー五七七三ー〇一九四
ＵＲＬ　https://www.eijipress.co.jp/

印刷・製本　中央精版印刷 株式会社

ISBN-978-4-910827-03-2 C0030 Printed in Japan